重庆森林康养资源利用

孟祥江　马正锐　陈本文　等　著

科学出版社
北京

内 容 简 介

　　森林康养作为林业与健康养生融合发展的新业态，是生态产品价值实现的有效路径，在助力乡村振兴和美丽中国建设过程中也将发挥重要的作用，受到社会的广泛关注。本书结合近年来研究成果，对重庆市森林康养资源进行系统总结，形成森林康养资源经营利用技术和森林康养中医学利用技术，并针对森林康养疗效进行中医学实证研究；根据重庆森林康养资源禀赋，构建重庆森林康养资源评价指标体系并进行综合评价，对全市森林康养资源进行区划，形成重庆市森林康养资源分布图集。同时，对重庆森林康养产业发展进行中长期规划，以期为全国森林康养产业发展提供模式借鉴。

　　本书可以作为森林康养师的培训教材，也适用于从事森林康养研究的科研人员，以及从事森林康养基地创建和森林康养产业发展的生产技术人员参考使用。

审图号：渝 S(2023)067 号

图书在版编目(CIP)数据

重庆森林康养资源利用 / 孟祥江等著. —北京:科学出版社，
2024.1
　ISBN 978-7-03-076110-1

　Ⅰ.①重… Ⅱ.①孟… Ⅲ.①森林生态系统–医疗保健事业–资源利用–重庆 Ⅳ.①R199.2

　中国国家版本馆 CIP 数据核字 (2023) 第 147833 号

责任编辑：武雯雯/ 责任校对：彭　映
责任印制：罗　科 / 封面设计：墨创文化

科学出版社 出版
北京东黄城根北街16 号
邮政编码：100717
http://www.sciencep.com

成都锦瑞印刷有限责任公司印刷
科学出版社发行　各地新华书店经销

＊

2024 年 1 月第 一 版　开本：B5 （720×1000）
2024 年 1 月第一次印刷　印张：8
字数：162 000

定价：99.00 元
（如有印装质量问题，我社负责调换）

《重庆森林康养资源利用》编委会

前　　言

　　森林康养是以森林、湿地生态系统以及野生动植物等生态资源和生态功能为基础，融入疗养、保健、运动、科普、体验、教育、养老等健康服务新理念，开展以养生、养心、养老为核心目的的健康活动。森林康养是社会经济发展到一定阶段，人民群众追求美好生活的必然需求和迫切需要。森林康养产业是一种新业态，为推动我国大健康产业和旅游产业的发展，促进经济转型升级与生态经济可持续发展提供了新的支撑。

　　党和国家高度重视森林康养发展。2017年中央一号文件提出"利用'旅游+''生态+'等模式，推进农业、林业与旅游、教育、文化、康养等产业深度融合"。党的十九大提出："加快生态文明体制改革，建设美丽中国。既要创造更多物质财富和精神财富以满足人民日益增长的美好生活需要，也要提供更多优质生态产品以满足人民日益增长的优美生态环境需要。"2018年中央一号文件指出："将乡村生态优势转化为发展生态经济的优势，提供更多更好的绿色生态产品和服务。"2019年，国家林业和草原局等四部门联合印发的《关于促进森林康养产业发展的意见》提出："到2022年，建成基础设施基本完善、产业布局较为合理的区域性森林康养服务体系""向社会提供多层次、多种类、高质量的森林康养服务，不断满足人民群众日益增长的美好生活需要"。2020年6月，《国家林业和草原局办公室 民政部办公厅 国家卫生健康委员会办公厅 国家中医药管理局办公室关于公布国家森林康养基地（第一批）名单的通知》，公布了第一批96家国家森林康养基地。2021年，森林康养基地建设与服务纳入国家发展和改革委员会《西部地区鼓励类产业目录（2020年本）》，享受税收优惠。

　　重庆市委市政府高度重视全市森林康养产业发展。推进森林康养产业发展，是深入贯彻党的二十大精神和习近平生态文明思想、"绿水青山就是金山银山"的理念和坚持走"生态优先、绿色发展"之路的具体实践。2017年9月，重庆市政府召开全市森林康养发展大会，全面部署森林康养发展。2018年5月，重庆市旅游发展大会提出，要适应高质量发展高品质生活要求，全力打造重庆旅游业发展升级版，坚持以"旅游+"为导向，加快旅游与农业、康养、体育等融合发展，全力培育旅游发展新业态。

　　森林康养产业不仅能为国民带来巨大的生态福祉，而且前景非常可观，森林康养产业已成为重庆市林业产业发展新的增长点和打造林旅融合发展升级版的主要方向。为进一步促进全市森林康养产业持续健康发展，推动城乡自然资本加快增值，促进林业高质量发展，为市民创造高品质生活，建设山清水秀美丽之地，2018 年重庆市林业局发布了《重庆市森林康养发展规划(2018—2025 年)》，2021年，重庆市林业局、重庆市民政局、重庆市卫生健康委员会联合发布了《关于促进我市森林康养产业发展若干措施的通知》，就认真贯彻落实《重庆市促进大健康产业高质量发展行动计划(2020—2025 年)》《国家林业和草原局 民政部 国家卫生健康委员会 国家中医药管理局关于促进森林康养产业发展的意见》，推进《重庆市森林康养发展规划(2018—2025 年)》实施，加快森林康养产业高质量发展，提出了促进全市森林康养产业的十一条具体措施。

著者结合近年来相关研究成果，对重庆森林康养资源利用研究进行了系统总结。全书共分为八章，在简要介绍森林康养概念、国内外森林康养发展现状、森林康养理论依据的基础上，分别对重庆市森林康养资源本底调查、森林康养资源评价指标系统、森林康养资源区划等方面的研究进行了阐述，总结了重庆市森林康养资源经营利用技术和森林康养中医学利用技术，并对重庆市康养产业未来发展进行了规划，以期为全国森林康养发展提供借鉴。

本书在著作过程中得到了重庆市林业局、重庆医科大学中医药学院、重庆师范大学等单位的大力支持，部分区县林业局提供了相关资料和素材，在此表示感谢。由于著者水平有限，不足之处在所难免，敬请广大读者批评指正。

目　　录

第一章　绪论 ·· 1

　第一节　森林康养概述 ·· 1

　第二节　国内外森林康养发展概况 ·· 4

　　一、国外森林康养 ·· 4

　　二、国内森林康养 ·· 5

第二章　森林康养理论基础 ·· 11

　第一节　生态学理论——森林环境与人体健康 ···························· 11

　第二节　经济学理论——外部性理论 ··· 13

　第三节　中医学理论——中医养生和"天人合一"理念 ················· 14

第三章　重庆森林康养资源及产业发展 ··· 15

　第一节　重庆森林康养资源 ·· 15

　　一、重庆自然地理环境 ·· 15

　　二、重庆经济社会环境 ·· 16

　　三、重庆森林资源环境 ·· 16

　第二节　重庆森林康养产业发展现状 ··· 16

　　一、发展现状 ··· 16

　　二、存在不足 ··· 17

　　三、潜力分析 ··· 17

第四章　重庆森林康养资源评价 ··· 19

　第一节　评价指标体系构建 ·· 19

　第二节　评价过程与结果 ··· 23

　　一、评价过程 ··· 23

　　二、评价结果 ··· 24

第五章　重庆森林康养资源区划 ··· 28

　第一节　适宜康养气候资源的评价 ·· 28

　　一、气候指标评价 ··· 28

　　二、气候资源评价及等级划分 ··· 32

　第二节　适宜康养气候资源的区位特征分析 ································· 34

第六章 重庆森林康养资源经营利用技术 ································ 36

第一节 康养林优化配置与经营技术 ······························· 36

一、森林康养林的树种选择 ···································· 36

二、森林康养林的森林结构 ···································· 37

三、森林康养林的经营 ·· 37

第二节 康养环境打造技术 ······································· 38

一、调节森林环境 ·· 38

二、建立森林保护区 ·· 39

第三节 森林康养基地设施配套技术 ······························· 39

一、道路设施 ·· 39

二、水电设施 ·· 40

三、通信设施 ·· 41

四、其他配套设施 ·· 41

第七章 重庆森林康养中医学利用技术 ································ 43

第一节 中医森林康养沿革 ······································· 43

一、历代中医经典对中医养生的论述 ···························· 43

二、中医关于森林康养的论述 ·································· 50

三、现代中医森林康养的探索 ·································· 53

第二节 中医森林康养关键技术 ··································· 54

一、艾灸 ·· 54

二、刮痧 ·· 55

三、拔罐 ·· 56

四、推拿 ·· 57

五、茶疗 ·· 57

六、食疗 ·· 58

七、吐纳及功法 ·· 59

八、情志养生 ·· 60

第三节 中医森林康养技术标准 ··································· 61

一、艾灸技术标准 ·· 61

二、刮痧技术标准 ·· 64

三、拔罐技术标准 ·· 68

四、推拿技术标准 ·· 69

五、茶疗技术标准 ·· 70

六、食疗技术标准 ·· 71

七、吐纳及功法技术标准 ······································ 72

八、情志养生技术标准 ………………………………………… 74

第四节 森林康养中医学试验 …………………………………… 75

第八章 重庆森林康养产业规划 …………………………………… 79

第一节 总体定位与发展目标 …………………………………… 79

一、总体定位 …………………………………………………… 79

二、发展目标 …………………………………………………… 79

第二节 总体布局 ………………………………………………… 80

一、森林康养创新发展核心区 ………………………………… 81

二、森林康养重点发展片 ……………………………………… 82

三、森林康养特色发展区 ……………………………………… 83

第三节 主要建设任务 …………………………………………… 84

一、资源保护与培育工程 ……………………………………… 84

二、基础支撑体系建设工程 …………………………………… 84

三、森林康养产品开发和市场培育 …………………………… 86

参考文献 ……………………………………………………………… 89

附件一 ……………………………………………………………… 91

附件二 ……………………………………………………………… 107

后记 ………………………………………………………………… 112

彩图版 ……………………………………………………………… 113

第一章 绪 论

第一节 森林康养概述

森林康养是以森林、湿地生态系统以及野生动植物等生态资源和生态功能为基础，结合医学与养生学，开展森林体验、疗养、运动、避暑、养生、养老等一系列有益于人类身心健康的活动；森林康养是森林旅游的升级和创新，是把走马观花式的森林旅游提升到以养生、养心、养老为主的高品质康养旅游。

1. 森林康养

森林康养在国外被称为森林疗养或森林医疗，起源于德国，后在日本和韩国得到迅速发展。森林康养对人体健康具有十分有效的保健作用，具有养身、养心、养性、养智、养德"五养"功效。

森林康养的理念在中国早已有之，养生的方式多种多样，大致可以划分为环境养生、药食养生、理疗养生等。养生的核心是环境，而森林是养生的最好环境。2012 年，北京率先引入"森林疗养"概念。森林疗养是指已经得到医学证明(证据)的森林浴效果，是通过森林环境来维持和增进健康的疗养方式(即让疗养人员置身于森林之中，利用森林的地形和植被，同时辅助其他必要的疗法和人为的干预，使疗养人员在享受森林带来愉悦和快乐的同时，达到减压、康复、保健等效果)。2014 年，四川率先在全国创新提出了"森林康养"的概念。森林康养是以丰富多彩的森林景观、沁人心脾的森林空气环境、健康安全的森林食品、内涵浓郁的生态文化等为主要资源和载体，配备相应的养生休闲及医疗、康体服务设施，开展以修身养性、调适机能等为目的的森林游憩、度假、疗养、保健、养老等活动的统称。

森林康养是森林疗养的延伸，森林疗养是狭义森林康养的重要形式和核心产品，二者有一定的差异。①性质和目的不完全相同。森林疗养以森林医疗为主体，主要目的是对疾病的预防、压力的缓解和病体的康复；森林康养以养生、娱乐为主，目的是休养、休闲和游憩。②目标群体不完全相同。森林疗养的目标群体是亚健康群体、老年人和病体康复群体；森林康养适合所有群体。③设施设备不完全相同。森林疗养基地以步道和人的休息场所为主要形式，步道设计精细、舒适，辅助如温泉、瑜伽、食疗等其他疗法，同时森林疗养师介入予以个性化服务；森林康养则包罗万象。④持续时间不同。国外研究表明，森林疗养疗效至少需要 3 天 2 宿，需要在特定的森林环境中停留一定的时间才能获得医学上有预防和治疗意义的效果；森林康养不必完全考虑时间问题。⑤本质区别。森林疗养以森林医学为出发点和落脚点，必须以医学为基准，以实验数据为依据，通过人体医学实验量化特定森林对人体健康的影响；森林康养则不需要。

森林康养是森林旅游的升级版，是把森林旅游从走马观花式的旅游过渡到以森林康复、疗养、养生度假为主的旅游。森林旅游是为达到在森林环境中游览、观光、娱乐等目的而从一个地方到另一个地方的游览过程。两者有一定的联系，但内涵有明显差异。①目的不同，森林旅游以吃、住、行、游、购、娱为主要目的，而森林康养更注重以健康为目的的养生、养心、养老。②停留时间不同，森林旅游往往都是短暂性的，而要达到更好的森林康养效果则需要在适宜康养的环境中驻留较长时间。③区域不同，森林旅游往往是由多个景点串联而成的线状行程，森林康养则是相对固定在特定功能的区域。④目标人群有差异，森林旅游主要是中青年人群参与的活动，森林康养则是不同类型或不同年龄阶段的人员结合自身健康需求而选择开展不同类型的康养活动。⑤产出效益规模不同，森林旅游产出效益仅限于吃、住、行、游、购、娱等方面，而森林康养产业可以发挥较大的规模效益。

森林康养并不是简单地在森林中吃住和运动，随着社会发展，森林康养形式越来越丰富。森林康养活动按表现形式可分为以静态康养为主的森林打坐、森林冥想等活动和以动态康养为主的森林浴、森林太极、森林瑜伽、森林夏令营、森林马拉松、森林越野等活动。森林康养按主题不同可分为以疗养康复为主题的森林康养和以休闲养生为主题的森林康养。其中，以疗养康复为主题的森林康养主要以温泉等地热资源丰富的森林公园、湿地公园和自然保护区为载体，以休闲养生为主题的森林康养则主要以古道资源丰富的森林公园和湿地公园为载体。总体而言，森林康养通过森林康复、疗养、养生、休闲和养老等活动和森林特有功能的发挥，达到保持健康和实现健康管理，使人精神舒畅的目的。

森林康养的概念是中国首先提出的，具有中国特色，但学术界也没有一个统一、科学的定义。但无论怎样定义，森林康养的本质应该包含以下内容。①森林康养以人为本、以林为根、以康为要、以养为源，充分体现了创新、协调、绿色、开放、共享的新发展理念。森林康养是林业、旅游业、健康服务业等相关产业相互交融、延伸而形成的新业态，是林业改革催生的新模式。②森林康养以丰富的森林景观、森林环境、森林食品和森林养生文化为主要资源，配备养生休闲及医疗服务设施，开展森林游憩、度假、疗养、保健、养老等活动。③森林康养对人体有保健作用，具有养身、养心、养智、养德等功效。当城市陷入雾霾的困扰，人类健康被空气污染威胁时，越来越多的人向往"地球之肺"——森林的庇护，森林康养应运而生。

因此，可以给森林康养下一个定义：森林康养是以森林、湿地生态环境和生态系统功能、野生动植物等资源为基础，融入疗养、保健、运动、科普、体验、教育、养老等健康服务新理念，开展以养生、养心、养老为核心目的的健康活动。

人们钟爱森林环境，不仅仅是因为其氛围宁静、风景秀丽、空气清新、气候宜人，更有专业学者认为，森林环境可以影响人体的交感、副交感神经，提升人体免疫力。近年来，国家和个人对健康的关注越来越多，尤其是新冠疫情之后，人们更加注重健康，发展森林康养已经上升为国家战略。人们已将森林观光的脚步慢下来，此时将森林康养注入，将极大丰富森林休闲度假的内容，形成森林休闲康养度假的新形态，延伸出各类森林康养产业。

2. 森林康养产业

我国森林康养产业经历了"首次提出—探索尝试—蓬勃发展"的阶段。2014年，四川在全国创新提出了"森林康养"的概念；2016年《林业发展"十三五"规划》中明确提出，大力推进森林体验和康养，发展集旅游、医疗、康养、教育、文化等于一体的林业综合服务业；2017年，中央一号文件提出要利用"旅游+""生态+"等模式，推进农业、林业与旅游、教育、文化、康养等产业深度融合；2020年，国家林业和草原局等四部门印发《关于公布国家森林康养基地（第一批）名单的通知》，96家入选第一批国家森林康养基地，标志着森林康养产业开始蓬勃发展。

从产业的发展来看，森林康养产业是以森林资源开发为主要内容，融入旅游、休闲、医疗、度假、娱乐、运动、养生、养老等健康服务新理念，形成一个多元组合、产业共融、业态相生的商业综合体，它是我国大健康产业的新模式、新业态、新创意，是对我国大健康产业内容的丰富。森林康养产业包括森林康养环境培育，森林养生、康复、保健，森林旅游及森林康养产品的研发和生产的新兴健康产业，涉及旅游、交通、医疗、休闲、娱乐、保险、文化、土地、房产等多个行业，是一个庞大的产业集群，是在新常态下发展健康产业的创新模式，是撬动健康产业链的杠杆，不仅迎合现代人追求健康、回归自然的需求，更是把生态旅游、休闲养生和健康长寿有机结合在一起，形成内涵丰富、功能突出、效益明显的新产业模式。也就是说，森林旅游与森林康养、养生、养老融合，大健康与旅游两大朝阳产业跟森林相关，并延伸、交叉、复合后的必然结果是形成森林康养产业。

森林康养产业是林业、旅游业、健康服务业等相关产业相互交融并延伸而形成的新业态，是坚持绿色发展、加强绿色供给，在供给侧结构性改革的大背景下，推动形成绿色发展方式和生活方式，打造人与自然和谐发展的新格局。森林康养产业从属于大健康产业集群中的"以追求身心健康的养老、养生调理康复"的康养服务产业，是康养产业的子产业，是服务业中的新兴产业。当前，随着供给与需求的不断改变、对生态保护的逐渐重视以及生态供给与生态保护共同发展，结合当前时代的背景以及战略发展目标，森林康养逐渐走进人们的视野，各种森林康养活动陆续开展，使得发展森林康养产业成为必然。

大力发展森林康养产业具有重要的意义。①振兴偏远地域经济，促进经济转型升级。经济和生态文明关系中华民族未来发展之根本，而森林康养发展则与生态文明建设理念完美契合，在经济建设和社会建设中，倡导资源节约和环境保护势在必行，这是保证社会经济健康发展的重要举措。将旅游业作为经济欠发达地区支柱产业、品牌产业和生命产业来发展，森林康养产业已成为脱贫成果巩固的重要举措，也成为乡村振兴的新动力。②有助于个人健康，减少医疗支出。森林康养以森林生态环境为基础，以促进大众健康为目的，融入旅游、休闲、医疗、度假、娱乐、运动、养生、养老等健康服务新理念，形成多种业态融合发展的新模式，是对我国健康产业的丰富。③充分发挥森林资源独特优势，践行"绿水青山就是金山银山"理念。依托全国森林康养基地试点建设单位，建设完善健康体质监测和慢性病康复疗养等医疗养生设施，开发森林康养产品，培养森林康养人才，从而确保森林康养产业的可持续性发展，推动森林旅游的创新发展和绿色发展。

第二节　国内外森林康养发展概况

一、国外森林康养

森林康养起源于德国的森林疗养，流行于美国、欧洲、日本、韩国等发达国家和地区。20 世纪 80 年代，森林疗养在德国成为一项国策，公务员被强制性地进行森林医疗，结果显示德国公费医疗费用下降了 30%，且公务员的健康状况大为好转。德国立足西医理论开展现代森林疗养，在理念、技术、标准等方面日臻完善，森林疗养产业的发展，不仅带动了交通、旅游、休闲度假、养生养老等产业，还催生了疗养导游、疗养师、疗养治疗师等职业。德国有 350 处森林疗养基地，其森林疗养偏重治疗功效，森林疗养课程已被纳入医疗保障体系，经医生开具处方后，进行森林疗养是不需要额外支付费用的。

1982 年，日本引进德国的森林疗养，1983 年发起"入森林、浴精气、锻炼身心"的森林浴运动，2004 年成立森林养生学会，2007 年，日本森林医学研究会成立，并首次使用了"森林医学"的说法。同时，日本建立了严格的森林疗养基地认证制度和森林疗养师资格考试制度，全国共认证了 50 余处森林疗养基地，每年进行近 8 亿人次的森林浴。日本森林疗养偏重预防功效，其通过森林疗养缓解压力的水平世界领先，森林疗养课程相对固定化，其森林疗养管理工作非常规范。

韩国于 1982 年提出建设自然疗养林，2005 年专门为森林疗养立法(《森林文化·休养法》)，已营建近 400 处自然疗养林、森林浴场、森林疗养基地，还形成了森林讲解员和理疗师培训体系。韩国森林疗养偏重保健功效，建立了服务各年龄段的森林讲解体系；成立了专门的管理机构，森林疗养基地建设和运营管理均由国家出资；实行预约制入园，公众参与热情高，经营管理工作做得很好。

美国自 2011 年以来，汇集以林业为主的 8 家机构实施的大户外战略成为提振美国经济和增加就业的重要举措，组建了森林保健技术企业来保护和管理森林资源，美国人均收入的 1/8 用于森林康养，年接待游客达到 20 亿人次。

总结各国森林康养发展历程，国外森林康养发展大致经历了三个阶段，如表 1-1 所示。

表 1-1 国外森林康养发展的三个阶段

阶段	时间	代表国家(地区)	主要内容
第一阶段	1980 年以前，雏形期	德国、美国	德国：世界上最早开始森林养生实践的国家 美国：开展森林疗养条件研究最早的国家
第二阶段	1980～2000 年	日本、韩国	日本：1982 年，日本农林水产省林野厅首次提出将森林浴纳入健康的生活方式，并举行了第一次森林浴大会。1983 年，林野厅发起了"入森林、浴精气、锻炼身心"的森林浴运动 韩国：1982 年提出建设自然疗养林。1988 年确定了 4 个自然疗养林建设基地。1995 年把森林解说引入自然疗养林，启动森林利用与人体健康效应研究
第三阶段	2000 年以后	全世界蓬勃发展	欧盟：2004～2008 年发起了森林、林木及人类健康与福祉的研究 日本：2004 年成立森林养生学会，2007 年成立日本森林医学研究会建立了世界上首个森林疗养基地认证制度 韩国：营建了 158 处自然疗养林、173 处森林浴场，修建了 4 处森林疗养基地和 1148km 步道，也有较为完善的森林疗养基地标准和森林疗养服务人资格认证、培训体系 德国：有 350 处森林疗养基地，公民到森林公园的花费已被纳入国家医疗体系

二、国内森林康养

周彩贤等(2015)、南海龙等(2015)等总结概括了德国、日本和韩国的森林疗养模式、政策以及推广经验，提出要建立畅通的跨部门合作机制，通过机理研究、技术示范、标准形成、基地建设和从业人员能力建设等举措，培育健康的森林康养市场。李玉宝和陈建伟(2016)分析了黑龙江省发展森林康养的基础和条件，提出要科学规划、建设森林康养试点基地的建议。刘朝望等(2017)对森林康养基地建设进行了研究，初步构建了基地建设适宜性评价指标体系，提出了评价方法及等级评定标准。李后强和廖祖君(2016)等提出"6+1 理论"评价森林康养，即温度、湿度、高度、优产度、洁净度、绿化度 6 个维度，再加上配套度(即公共服务和与生活有关的设施设备完善度)，来判断一个地方是否适合发展生态康养产业。目前，森林康养的研究还主要集中在对森林康养的认识、国外森林康养经验总结、本地区发展森林康养的优势及相关建议等方面(叶晔和李智勇，2008；杜朝云和蒋春蓉，2016)，尚未形成较为完整的理论体系和具有指导意义的成果。如何科学地开发、利用森林康养资源，如何合理地规划区域性森林康养产业，有待进一步研究探索。

我国森林资源丰富，森林面积达 2.31 亿 hm^2，森林覆盖率为 24.02%，发展森林康养有着得天独厚的优势。自 20 世纪 80 年代起，全国建立了各种森林公园，其中一些明确设置了森林浴场所。2012 年，北京率先引入"森林疗养"概念，各地开始探索森林康养产业的发展。国家林业和草原局就森林康养项目的引进与推广进行可行性研究，积极与德国、日本、韩国、法国等国家开展合作，且已获得初步进展，如中韩合作的"北京八达岭森林体验中心"、中德共建的"甘肃秦州森林体验教育中心"、中法合建的"飞越丛林冒险乐园"等。

目前，森林康养已在全国 60%以上省份进行了实践探索，走在前列的是四川、北京、湖南、浙江等地。2014 年末，四川提出发展森林康养产业，四川省林业厅(现四川省林业和草原局)积极运用森林康养理念，在洪雅玉屏山修建森林步道与户外拓展设施，就森林医疗与体验互动项目进行先行先试，取得了显著成效，建立了标准与认证体系，规范康养基地的建设，并对其运营管理进行指导。2015 年"中国(四川)首届森林康养年会"召开，首次对构建新业态、发展新产业、形成新的生态经济模式进行了探讨。2016 年 5 月，《四川省林业厅关于大力推进森林康养产业发展的意见》提出：坚持保护第一，绿色发展。坚持政府引导，市场主体，把推动社会最大化参与森林康养产业发展作为共享林业建设成果的基本路径，并明确提出到 2020 年，四川省建设森林康养林 1000 万亩(1 亩≈666.67m^2)、森林康养步道 2000km、森林康养基地 200 处、森林康养知名品牌 5 个、森林康养电商平台 5 家。森林康养年服务人数达到 5000 万人次，森林康养年综合收入达到 500 亿元，把四川基本建成国内外闻名的森林康养目的地和全国森林康养产业大省。2016 年以来，有超过 50 家企业参与四川省森林康养产业发展，参与的社会资本达 500 亿元左右。

北京自 2012 年引入"森林疗养"概念后，随即开始探索，开展了森林疗养师的培训，建设了森林疗养示范区，并制定了《森林疗养基地建设技术导则》。北京还在各区都建立了森林疗养基地，同时开展森林疗养师资格考试。湖南自

2012年起,投资上亿元率先在湖南省林业科学研究院实验林场建立起全国首个由林业部门、集团企业和医院合作建立的森林康养基地——湖南林业森林康养中心,开始谋划全省森林康养基地建设。2016年,湖南通过了我国第一个省级森林康养规划《湖南省森林康养发展规划(2016—2025年)》,并发布了《湖南省人民政府办公厅关于推进森林康养发展的通知》,提出将湖南打造成国际知名的森林康养目的地和森林康养大省;到2025年,建立覆盖湖南全省的森林康养服务网络,构建科学规范的森林康养技术体系,形成集旅游、疗养、养生、康复、保健、养老、教育、文化于一体的森林康养产业,培育一支高素质的森林康养队伍,在满足民众不断增长的健康需求的同时,推动湖南林业产业转型升级。按规划布局,分期建设100个左右具有湖湘特色的森林康养基地;培育高标准森林康养林500万亩,年吸聚康养人群3000万人次,综合收入达到1000亿元。

国家林业和草原局对森林康养的发展也高度重视,先后发布了《森林体验基地质量评定》(LY/T 2788—2017)、《森林养生基地质量评定》(LY/T 2789—2017)、《国家森林步道建设规范》(LY/T 2790—2017)、《森林康养基地质量评定》(LY/T 2934—2018)、《森林康养基地总体规划导则》(LY/T 2935—2018)等相关行业标准,为森林康养发展提供了支撑。

虽然一些省份开始打造森林康养产业,并制定了相关发展规划,但从总体上来看,目前国内森林康养还处于起步阶段,已开展的森林康养活动主要还停留在以满足感官体验为主要形式的阶段,其内容多限于森林徒步、娱乐、休闲旅游与森林医疗体验等。森林康养作为一个新型行业,还面临很多困难,如缺乏国家层面的整体规划,发展森林康养产业涉及用地、道路、市场、保健、医疗、卫生等方面,相关规定在法律上基本是空白;基础设施、人才队伍比较薄弱,没有相应的森林康养环境、基础硬件配套设施、森林康养师;产品单一,还没有形成相应的产业与经济效应。

近年来,国家层面也开始重视并制定相关政策促进我国森林康养产业的发展。中共十八届五中全会关于"推进健康中国建设"的决策部署,积极响应人民群众的生态和健康需求,充分发挥森林资源独特优势,大力拓展森林多重功能,主动融入大健康服务产业领域的有效载体。2016年1月,《国家林业局关于大力推进森林体验和森林养生发展的通知》要求推进森林康养产业发展。2017年中央一号文件提出要"利用'旅游+'、'生态+'等模式,推进农业、林业与旅游、教育、文化、康养等产业深度融合"。党的十九大提出"加快生态文明体制改革,建设美丽中国""既要创造更多物质财富和精神财富以满足人民日益增长的美好生活需要,也要提供更多优质生态产品以满足人民日益增长的优美生态环境需要"。2018年中央一号文件指出"将乡村生态优势转化为发展生态经济的优势,提供更多更好的绿色生态产品和服务"。国家森林康养相关政策如表1-2所示。

表 1-2   国家森林康养相关政策

政策文件	发布时间	发布部门	相关政策内容
《国务院关于促进健康服务业发展的若干意见》	2013 年 10 月 18 日	国务院	鼓励有条件的地区面向国际国内市场，整合当地优势医疗资源、中医药等特色养生保健资源、绿色生态旅游资源，发展养生、体育和医疗健康旅游
《国家林业局关于大力推进森林体验和森林养生发展的通知》	2016 年 1 月 7 日	国家林业局	有条件的森林公园、湿地公园、林业系统自然保护区以及其他类型森林旅游地，要把发展森林体验和森林养生纳入总体规划，大力加强硬件、软件建设，积极打造高质量的森林体验和森林养生产品
《关于启动全国森林体验基地和全国森林养生基地建设试点的通知》	2016 年 2 月 26 日	国家林业局森林旅游工作领导小组办公室	把发展森林体验和森林养生作为森林旅游行业管理的重要内容，要结合各地实际，统筹谋划，积极推进，以抓好、抓实森林体验和森林养生基地为切入口，充分汲取国内外相关领域的发展理念和成功经验，努力提高建设档次和服务水平，不断满足大众对森林体验和森林养生的多样化需求
《中国生态文化发展纲要(2016—2020 年)》	2016 年 4 月 11 日	国家林业局	推进多种类型、各具特色的森林公园、湿地公园、沙漠公园、美丽乡村和民族生态文化原生地等生态旅游业，健康疗养、假日休闲等生态服务业
《中共中央 国务院关于深入推进农业供给侧结构性改革加快培育农业农村发展新动能的若干意见》	2016 年 12 月 31 日	中共中央、国务院	大力发展乡村休闲旅游产业。充分发挥乡村各类物质与非物质资源富集的独特优势，利用“旅游+”、“生态+”等模式，推进农业、林业与旅游、教育、文化、康养等产业深度融合
《国家林业局办公室关于开展森林特色小镇建设试点工作的通知》	2017 年 7 月 4 日	国家林业局办公室	充分发掘利用当地的自然景观、森林环境、休闲养生等资源，积极引入森林康养、休闲养生产业发展先进理念和模式，大力探索培育发展森林观光游览、休闲养生新业态，拓展国有林场和国有林区发展空间，促进生态经济对小镇经济的提质升级，提升小镇独特竞争力
《中共中央 国务院关于实施乡村振兴战略的意见》	2018 年 1 月 2 日	中共中央、国务院	将乡村生态优势转化为发展生态经济的优势……积极开发观光农业、游憩休闲、健康养生、生态教育等服务
《乡村振兴战略规划(2018－2022 年)》	2018 年 9 月 26 日	中共中央、国务院	提升农村养老服务能力，鼓励村集体建设用地优先用于发展养老服务。开发农村康养产业项目
《关于积极推进大规模国土绿化行动的意见》	2018 年 11 月 13 日	全国绿化委员会、国家林业和草原局	在保障生态效益的前提下，允许利用一定比例的土地发展林下经济、生态观光旅游、森林康养、养生养老等环境友好型产业，并依法办理建设用地审批手续
《中共中央 国务院关于坚持农业农村优先发展做好“三农”工作的若干意见》	2019 年 2 月 19 日	中共中央、国务院	充分发挥乡村资源、生态和文化优势，发展适应城乡居民需要的休闲旅游、餐饮民宿、文化体验、健康养生、养老服务等产业
《国家林业和草原局关于促进林草产业高质量发展的指导意见》	2019 年 2 月 19 日	国家林业和草原局	积极发展森林康养。编制实施森林康养产业发展规划，以满足多层次市场需求为导向，科学利用森林生态环境、景观资源、食品药材和文化资源，大力兴办保健养生、康复疗养、健康养老等森林康养服务

续表

政策文件	发布时间	发布部门	相关政策内容
《关于促进森林康养产业发展的意见》	2019 年 3 月 6 日	国家林业和草原局等四部门	到 2022 年，建成基础设施基本完善、产业布局较为合理的区域性森林康养服务体系，建设国家森林康养基地 300 处，建立森林康养骨干人才队伍。到 2035 年，建成覆盖全国的森林康养服务体系，建设国家森林康养基地 1200 处，建立一支高素质的森林康养专业人才队伍。到 2050 年，森林康养服务体系更加健全，森林康养理念深入人心，人民群众享有更加充分的森林康养服务
《贯彻落实〈国家林业和草原局关于促进林草产业高质量发展的指导意见〉任务分工方案》	2019 年 3 月 22 日	国家林业和草原局办公室	编制实施森林康养产业发展规划，以满足多层次市场需求为导向，科学利用森林生态环境、景观资源、食品药材和文化资源，大力兴办保健养生、康复疗养、健康养老等森林康养服务
《国家林业和草原局发改司关于推荐林业产业重点投融资项目的函》	2020 年 3 月 12 日	国家林业和草原局发改司	项目范围：木本粮油、特色经济林、林下经济、森林旅游休闲康养等林业产业
《关于科学利用林地资源促进木本粮油和林下经济高质量发展的意见》	2020 年 11 月 18 日	国家发展改革委等十部门	统筹推进林下产品采集、经营加工、森林游憩、森林康养等多种森林资源利用方式，推动产业规范发展。发展各具优势的特色观光旅游、生态旅游、森林康养、森林人家、自然教育产业
《国家林业和草原局对"关于加快推进国有林区森林资源资产有偿使用的建议"复文》	2020 年 12 月 10 日	国家林业和草原局	关于使用事项，国有森林资源有偿使用仅限于利用森林资源和森林景观资源开展森林旅游、森林康养、森林体验和森林科普教育
《财政部　税务总局　国家发展改革委关于延续西部大开发企业所得税政策的公告》《西部地区鼓励类产业目录（2020 年本）》	2023 年 4 月 23 日、2021 年 1 月 18 日	财政部、税务总局、国家发展改革委	自 2021 年 1 月 1 日至 2030 年 12 月 31 日，对设在西部地区的鼓励类产业企业减按 15% 的税率征收企业所得税。其中，森林康养基地建设与服务被重庆、四川、云南等列入新增鼓励类产业目录，可享受相应的税收优惠。
《关于印发〈2021 年乡村产业工作要点〉的通知》	2021 年 1 月 29 日	农业农村部乡村产业发展司	以功能拓展带动业态融合，推进农业与文化、旅游、教育、康养等产业融合，发展创意农业、功能农业等
《中共中央　国务院关于全面推进乡村振兴加快农业农村现代化的意见》	2021 年 2 月 21 日	中共中央、国务院	促进木本粮油和林下经济发展
《中华人民共和国乡村振兴促进法》	2021 年 4 月 29 日	第十三届全国人民代表大会常务委员会第二十八次会议通过	国家鼓励社会资本到乡村发展与农民利益联结型项目，鼓励城市居民到乡村旅游、休闲度假、养生养老等，但不得破坏乡村生态环境，不得损害农村集体经济组织及其成员的合法权益
《农业农村部办公厅　国家乡村振兴局综合司关于印发〈社会资本投资农业农村指引（2021 年）〉的通知》	2021 年 4 月 22 日	农业农村部办公厅、国家乡村振兴局综合司	鼓励社会资本发展休闲农业、乡村旅游、餐饮民宿、创意农业、农耕体验、康养基地等产业，充分发掘农业农村生态、文化等各类资源优势，打造一批设施完备、功能多样、服务规范的乡村休闲旅游目的地。推进农村人居环境整治与发展乡村休闲旅游等有机结合

政策文件	发布时间	发布部门	相关政策内容
《国务院办公厅关于科学绿化的指导意见》	2021 年 5 月 18 日	国务院办公厅	完善土地支持政策，对集中连片开展国土绿化、生态修复达到一定规模和预期目标的经营主体，可在符合国土空间规划的前提下，在依法办理用地审批和供地手续后，将一定的治理面积用于生态旅游、森林康养等相关产业开发
《农业农村部关于加快农业全产业链培育发展的指导意见》	2021 年 5 月 26 日	农业农村部	推动农业生态价值转化，做精乡村休闲旅游，培育发展创意农业、休闲农业、教育农园、康养农业、体验农业等
《关于实现巩固拓展生态脱贫成果同乡村振兴有效衔接的意见》	2021 年 5 月 31 日	国家林业和草原局等四部门	指导脱贫地区根据区域生态资源禀赋、发展条件、比较优势等，加快产业结构调整，继续推动木本油料、经济林、林下经济、竹藤、种苗、花卉、生态旅游和森林康养等生态产业转型升级，加快形成结构优化、功能完善、附加值高、竞争力强的现代生态产业体系

第二章　森林康养理论基础

第一节　生态学理论——森林环境与人体健康

森林是人类文明的摇篮，人类祖先就是从森林中走来的。"树叶蔽身、摘果为食、钻木取火、构木为巢"是森林孕育人类文明的真实写照。联合国粮食及农业组织(Food and Agriculture Organization of the United Nations，FAO)组织开展的全球森林资源评价(Global Forest Resources Assessment，GFRA)对"森林"的定义如下：森林包括天然林和人工林，它被用来指林木覆盖率在10%以上且面积大于$0.5hm^2$的陆地，一块陆地被确定为森林主要应有树木存在且没有其他主要土地利用方式，树木最低高度应为5m。

作为自然环境的重要组成部分，森林环境对于人体健康有着深远的影响。在调节气候方面，张帅帅等(2020)的研究表明，2000～2010年，中国森林面积由$224.3×10^6 hm^2$增加到$224.6×10^6 hm^2$，共增加了$0.3×10^6 hm^2$，中国森林生态系统的主要温室气体(CO_2、CH_4、N_2O)总的储量增加了$0.334 Pg CO_2$当量，这说明了森林生态系统对温室气体的吸收和气候调节作用。曹乐瑶等(2019)的研究表明，中国森林站点的森林生长对气候干旱的响应有正有负，正响应多分布于中国西南地区，在不同时间尺度均有分布，负响应多分布于中国东南沿海地区，集中于冬季、春季及短时间尺度干旱，进一步的研究发现森林的覆盖率在森林生长对气候干旱的正响应上起着调节作用，不同等级的森林覆盖率会将森林生长对气候干旱的响应值限制在不同的范围内，随着森林覆盖率的增加，森林生长对气候干旱的响应最大值会逐渐减小。

在净化空气方面，植物通过光合作用吸收二氧化碳，释放大量的氧气，有效调节空气中化学成分的组成。在森林环境中，每$1m^3$植被可以固定400 kg的二氧化碳，并在植物体内进行积累，$1km^2$的森林能够通过光合作用释放供100个人呼吸的氧气。全球范围内的森林环境所释放出的氧气可以使大气层内氧含量保持平衡。在森林环境中，植被能够吸收空气中的有害物质，对大气层有一定的净化作用。森林环境可以有效降低风的流动速度，抑制酸雨和臭氧层的形成，能够有效提高空气质量。

在减少噪声方面，植物的消声作用是指声波在树林中传播时，经树叶、树枝的反射和折射，消耗掉一部分能量，从而降低了噪声。一般认为，分枝低、树冠低的乔木比分枝高、树冠高的乔木降低噪声的作用大；树冠密、叶面大的乔木吸声效能强。据有关试验，城市马路上的汽车噪声穿过 12m 宽的悬铃木树冠，到达树冠后面的三层楼窗户时，与同距离空地相比，其噪声可降低 3～5dB。马路上 20m 宽的多层行道树(如雪松、杨树、珊瑚树、桂花各一行)可降低噪声 5～7dB；18m 宽的圆柏、雪松林带，可降低噪声 9dB。另外，乔木、灌木、草地结合的绿化街道比不绿化的街道可降低噪声 8～10dB。

在化学因子方面，森林主要有植物杀菌素、空气负氧离子、植物精油等(杜丽君，2000；吴楚材和郑群明，2010)。植物杀菌素又名植物精气，是指植物的花、叶、根等油性细胞释放的对其他有机体产生影响的气态有机物，多以萜烯类物质为主。植物杀菌素对人体具有明显的积极作用，Li 等(2007，2008)实验研究证明，森林产生的植物杀菌素可显著提高人体自然杀伤(natural killer, NK)细胞的活性，Silva(2007)发现花椒属植物树叶的挥发油及某些萜烯具有抗肿瘤功效及明显的免疫调节作用。空气负氧离子被誉为"空气维生素""长寿素"，具有非凡的结合能力，使通常带正电荷的尘埃、烟雾、病菌、病毒相互聚集、中和，失去在空气中自由飘浮的能力，并迅速坠落，不再对人体产生危害，从而达到净化空气的目的。研究表明，当负氧离子浓度达到 700 个/cm^3 以上时有益人体健康，达到 1000 个/cm^3 以上时具有治疗效果。植物精油是萃取植物特有的芳香物质，取自草本植物的花、叶、根、树皮、果实、种子、树脂等，并以蒸馏、压榨方式提炼出来。香薰精油挥发性高，且分子小，很容易被人体吸收。植物精油对人体健康的主要作用有：净化空气与杀菌、提供细胞营养、平衡身心、增强免疫功能、防腐等。钱骅等(2010)研究表明，牛至、大蒜、山苍子和桉叶油对金黄色葡萄球菌、枯草芽孢杆菌和大肠杆菌有较强的抑杀作用，大蒜和花椒精油具有很好的防腐作用。

除了以上蓄水保土、防风固沙、净化空气、调节气候、改善生态环境、维护生物多样性、提供林产品等功能，森林环境还具有重要的医疗保健功能，被誉为世界上没有被人类文明所污染与破坏的最后原生态，也是人类唯一不用人工医疗手段可以进行一定自我康复的"天然医院"。森林对人体健康的作用表现在：森林富氧环境可显著提高人体血氧含量和心肺负荷水平，森林中的清新空气可减少可吸入颗粒物在人体肺泡中的沉降，森林小气候可改善人体舒适度，森林的绿色可稳定紧张的情绪、缓解视神经疲劳，森林环境中的听觉、嗅觉、触觉等多维度感受也会让人心旷神怡。

发展森林康养产业，创新林业产业模式，全面践行"两山论"。"绿水青山"是森林康养产业发展的重要环境资源基础。发展森林康养行业，不仅要可持续利用"绿水青山"提供的良好环境资源，更重要的是要坚持生态保护优先，采取有效措施，保护好"绿水青山"。森林康养是"金山银山"的实现路径之一。要发挥森林的生态主导功能，立足提供森林生态健康产品服务，满足公众生态健康需求，从而实现生态、经济和社会多重组合效益。

第二节　经济学理论——外部性理论

当某一个体的生产或消费决策无意识地影响到其他个体的效用或生产可能性，并且产生影响的一方又不向被影响方进行补偿时，便产生了所谓的外部效应。

林业生态系统服务的外部性是指林地所有者生产出的林业生态产品为社会提供了生态服务(表2-1)，其他人享用了这种生态服务而没有付出相应的代价，于是产生了生态效益外溢现象。如果不对其提供的生态服务提供生态补偿，林地所有者就没有积极性生产林业生态产品，从而影响人类福祉，不利于保护环境。林业生态系统服务功能具有的外部性会导致市场失灵，即生态服务的提供者对环境产生的正面效果并没有通过交易方式表现出来，而是反映在市场作用之外。

表 2-1　森林的多种外部效应表现形式

主要种类	具体项目
①生物多样性保护	物种保护、遗传基因保护、陆地生态平衡维持
②地球温室效应的缓和及防止	吸收并固定 CO_2、释放 CO_2、提供薪柴替代矿物燃料
③防止土壤侵蚀、流失	防风固沙、防止土地表面风蚀或水蚀、防止沙尘暴等
④涵养水源	调节入江河水量以减缓洪涝灾害、储藏水资源、净化水质等
⑤调节小气候、净化空气	调节土壤和地表温湿度，吸收 SO_2 等有害气体，吸滞烟土粉尘
⑥提供野外休憩、娱乐场所	森林疗养、森林休憩、森林娱乐、森林体育运动等
⑦森林文化、教育	森林艺术、森林学习、森林动植物教育

森林生态补偿作为一种利益协调机制，能减少甚至是阻止"公地悲剧"的发生，森林生态效益补偿的对象主要包括两个方面：①政府、企业以及其他利益相关者对森林生态系统本身的补偿，给森林维护与开发提供充足的资金、技术及政策支持，并且对遭受污染、破坏的森林进行治理、修复、整治等，这将从根本上改变长期以来我国森林生态环境保护和管理的被动局面，为改善生态环境、保护森林资源奠定坚实稳定的基础，也为实现林业跨越式发展注入新的活力；②对森林建设维护者的补偿，打消其利用森林资源实现经济利益的念头，达到改善和保护生态环境的目的。

森林康养是依托森林、湿地生态环境和生态系统服务功能，开展以养生、养心、养老为核心目的的健康活动，并产生一定的经济效益，对林地所有者的生产成本进行弥补，引用市场机制来解决林业生态系统服务的外部性问题。森林康养资源变为资产，也是实现生态产业化、产业生态化的一条有效途径。

第三节 中医学理论——中医养生和"天人合一"理念

中医药文化作为中国传统文化的重要组成部分，是中华民族的核心哲学思想和物质文明的集中展现。中医药文化主要包含社会环境、思维方式、哲学思想等方面，总的来说，中医药文化是在社会背景下所反映的人文价值和特色文化。从学术方面讲，中医药文化即为中医学，包含中医药学和中药学，是中华民族几千年来认识生命、预防疾病、维持生命健康的思想和方法体系。

中医药文化和森林康养的相通之处在于养生和预防，中医药与森林康养的融合是推动森林康养发展的必然趋势。中医养生理论的核心强调"天人合一"，就是人与大自然融合，人要顺应自然规律，与自然为友，在人与自然的相互感应中，产生养生之道。回归大自然，在森林中进行各种养生保健活动，正符合"天人合一"的思想。森林环境优美、空气清新，是养生的绝佳场所。

中医养生的方法大致分为环境养生、起居养生、饮食养生、药膳养生、颜色养生、传统运动养生、五行音乐养生和精神情志养生等。环境养生就是要避开不利环境对身体的损害，吸收环境中的有利因素以促进健康；起居养生是指顺应自然规律，采取起居有常、安卧有方、劳逸结合、动静相宜等一系列养生措施，还应注意长期坚持"冷面、温齿、热足"等保健方法；饮食养生包括因时制宜、因地制宜、因人制宜，调和五味，饮食有节；药膳养生讲究个体差异和时空差异，注重调节阴阳平衡，调理脏腑；颜色养生包括视觉颜色养生和食物颜色养生；传统运动养生是在中国古代养生学说指导下逐渐形成的多种健身运动的总称，包括太极拳、五禽戏、八段锦、易筋经、导引、呼吸吐纳等各种练习方法，长期坚持练习，就能起到调整呼吸、调节五脏六腑和四肢机能的作用，从而达到强身健体、怡养心神、预防疾病、延年益寿的目的。森林环境幽静、空气清新，自带各种保健因子，因而成为传统运动养生的理想之地。森林与中医养生理论的结合，是发展中国特色康养产业的重要思路，必将受到越来越多人的青睐。

第三章 重庆森林康养资源及产业发展

第一节 重庆森林康养资源

一、重庆自然地理环境

1. 气候优势

重庆气候属亚热带季风性湿润气候，年平均气温在 18℃左右，冬季最低气温平均为 6～8℃，夏季平均气温为 27～29℃，日照总时数为 1000～1200h，冬暖夏热，无霜期长，雨量充沛，温润多阴，雨热同季，年平均降水量为 1000～1400mm，春夏之交夜雨尤甚，素有"巴山夜雨"之说。

2. 地形优势

重庆面积辽阔，达 8.24 万 km^2。域内江河纵横，峰峦叠翠。北有大巴山，东有巫山，东南有武陵山，南有大娄山，地形大势由南北向长江河谷倾斜，起伏较大。地貌以丘陵、山地为主，坡地面积较大，成层性明显，分布着典型的石林、峰林、溶洞、峡谷等喀斯特景观。主要河流有长江、嘉陵江、乌江、涪江、綦江、大宁河等。长江干流自西向东横贯全境，流程长达 665km，横穿巫山三个背斜，形成著名的瞿塘峡、巫峡、西陵峡，即举世闻名的长江三峡。嘉陵江自西北而来，三折入长江，有沥鼻峡、温塘峡、观音峡，即嘉陵江小三峡。重庆中心城区为长江、嘉陵江所环抱，夹两江、拥群山，山清水秀，风景独特，各类建筑依山傍水、鳞次栉比、错落有致，素以"山城""江城"著称于世。特别是美丽迷人的"山城夜景"，每当夜幕降临，城区万家灯火与水色天光交相辉映，灿若星河，蔚为壮观，堪称奇观。钟灵毓秀的山川地理孕育了集山、水、林、泉、瀑、峡、洞于一体的奇特壮丽的自然景观。

3. 区位优势

重庆东临湖北、湖南，南接贵州，西靠四川，北连陕西。重庆地处长江上游经济带核心地区、中国东西接合部，是西部大开发的重点开发地区。重庆是国家中心城市，国家历史文化名城，长江上游地区经济中心，长江上游地区金融中心和创新中心，航运、政治、文化、科技、教育、通信中心，国家重要的现代制造业基地，全国综合交通枢纽。

二、重庆经济社会环境

重庆辖 38 个区县，集大城市、大农村、大山区、大库区和民族地区于一体。据第七次全国人口普查数据显示，重庆常住人口约为 3200 万人，其中城镇人口为 2226 万人，占 69.56%。2022 年重庆市地区生产总值达到 2.91 万亿元(Gross Domestic Product，国内生产总值)。

三、重庆森林资源环境

重庆自 1997 年成为直辖市以来，通过推动天然林资源保护、退耕还林、岩溶地区石漠化综合治理等林业重点工程，森林资源培育保护和林业产业发展都取得显著成效。重庆现有森林面积 6494 万亩，森林覆盖率为 52.5%，长江三峡呈现出"两岸青山、一江碧水"的壮美景象。全市森林空气负氧离子含量平均每立方厘米超过 2200 个；海拔 800m 以上区域占全市总面积的 40%左右，其中 60%为林区，夏季平均气温不超过 30℃。全市共有市级以上森林公园 85 处(包括 2 个生态公园)，其中国家级 27 处(含 1 个生态公园)；自然保护区 25 个，其中国家级自然保护区 7 个；湿地公园 26 个，其中国家级湿地公园 22 个；市级以上风景名胜区 36 处，其中国家级风景名胜区 7 处。

重庆具有大山大水、森林资源丰富的自然格局，森林资源禀赋厚重，森林资源多、生态环境好、生态功能强、生态食品丰富、高海拔地区相对集中和自然景观优美等先天优势，同时是西部地区唯一的直辖市、国家中心城市，随着经济社会的迅速发展和生态文明建设的不断深入，社会公众对于健康生活的需求与日俱增，良好的自然生态禀赋，使重庆具备发展森林康养的巨大优势。

第二节   重庆森林康养产业发展现状

一、发展现状

近年来，重庆市积极探索和实践森林康养。2016 年初，重庆市林业局启动森林康养基地的规划和建设工作，已建设 5 个森林体验型康养基地和 5 个森林养生型康养基地。打造武隆、江津、南川、巫山 4 个全国森林旅游示范县,认定 455 处市级森林人家,评定 16 个市级绿色新村、29 个全国生态文化村、11 个中国森林氧吧和 20 个重庆市森林氧吧。2017 年,市财政从林业特色产业发展资金中划拨 500 万元用于重庆缙云山国家级自然保护区、江津大圆洞国家森林公园、巴南区彩色森林等 10 个森林康养试点基地建设,支持基地完善各种森林康养服务设施。

据统计,重庆市初步建成各类森林康养基地 10 个,森林步道 600 多千米。2017 年,全市森林旅游(包括森林康养)游客超过 8000 万人次,实现综合产值 237 亿元,森林旅游和森林康养的直接从业人员超过 2 万人,森林康养的经济、生态、社会效益得到初步显现。

二、存在不足

重庆市森林康养刚刚起步,在配套设施建设、市场培育和产业支撑等方面需要完善。

一是森林康养基础薄弱。森林康养基地吃、住、行、游、购、娱等配套设施建设相对滞后,养生、养老、医疗、教育、健身等森林康养要素不配套,标准较低。与森林康养相关的建设、运行和管理标准尚未建立,符合重庆特点的康养发展模式有待优化。

二是森林康养产业化程度不高。森林康养市场主体培育较少,品牌创建不足,森林康养产品开发较少,季节性较强,创意不足,尚未形成完整的森林康养产业链,缺乏成熟商业运作模式。

三是森林康养支撑不足。森林康养人才队伍缺乏。森林康养导游、自然讲解员、森林养生师、森林运动师等专业人才缺乏,从事森林康养经营、管理、生产和营销等市场人才不足。森林康养产学研不够。森林康养产业刚刚兴起,且涉及多门类多学科,高校和科研院所有关研究相对有限,理论和技术支撑不足。

三、潜力分析

2018 年全国两会期间,习近平总书记在参加重庆代表团审议时,要求重庆加快建设内陆开放高地、山清水秀美丽之地,努力推动高质量发展、创造高品质生活。2016 年,国家林业局在《林业发展"十三五"规划》中明确提出,大力推进森林体验和康养,发展集旅游、医疗、康养、教育、文化等于一体的林业综合服务业。

重庆市委市政府高度重视森林康养发展。2017 年 9 月,市政府召开全市森林康养发展大会,全面部署森林康养产业发展,要求"大手笔、高起点规划,多政策、宽资源整合，强措施、齐动员实施"。2018 年 5 月，重庆市旅游发展大会提出，要适应高质量发展和高品质生活要求，全力打造重庆旅游业发展升级版，坚持以"旅游+"为导向，加快旅游与农业、康养、体育等融合发展，全力培育旅游发展新业态。这些重大部署为重庆市发展森林康养产业提供了组织保障。

　　重庆发展森林康养市场需求巨大。重庆是全国著名"火炉"之一，炎热天气从 6 月持续到 10 月，被誉为国内最大的避暑客源地之一，纳凉避暑在重庆拥有巨大的市场前景。重庆老龄化程度加深，截至 2022 年，全市 60 周岁以上人员达 712.11 万人，约占常住总人口的 22.16%，健康、科学的养老方式成为重庆市当下重点关注的社会民生问题。随着成渝地区双城经济圈建设和社会经济的不断发展，市民对美好生活的向往不断提升，对健康养生、自然教育、科普、森林体验和运动的需求与日俱增，森林康养因在养生、养心、养老等方面所具有独特的优势，其市场需求越来越大。

第四章　重庆森林康养资源评价

第一节　评价指标体系构建

森林康养资源是指能使到访者放松身心、调节身体机能、增进(维持)身心健康的自然界森林、湿地生态系统和森林景观等各种资源。森林康养资源包括有利于森林康养活动开展的空气资源、动植物资源、水质资源、气候资源、文化资源、景观资源及其他有利于开展森林康养活动的各类资源。根据国内外森林康养资源调查、评价和基地建设的实践经验，参考相关研究成果和技术规范，结合重庆市森林康养旅游的需求和发展趋势，本章构建了重庆森林康养资源评价体系，提出了可行的评价方法以及等级评定标准。2019年，笔者对重庆市适宜康养的气候资源进行了评价，增加了风速、日照、降水量3个气候资源指标，完善了重庆森林康养资源评价体系。

1. 构建原则

(1)全面系统性。对森林康养资源进行评价的同时，从森林资源、环境质量、水环境、气候资源和景观资源等方面进行系统、全方位的考虑，对森林康养资源本底、森林康养发展趋势有所掌握，为控制和规划提供有力依据。

(2)可度量性。在选取指标时，以指标可度量为基础，以可实际取得数据为标准。指标和数据的选取来源于不同的统计指标，当缺乏统计数据时，应以专家评估为辅助条件。

(3)定性定量相结合。定量研究方法是采用结构式的、具有信度和效度的资料收集工具，通过数据资源建立变量间的统计关系。在研究的过程当中，人为因素的影响是不可避免的，因此只有将定性研究和定量研究方法相结合，才能科学、客观地反映情况。

2. 评价体系构建

选用层次分析法和专家咨询法相结合的方式对森林康养资源进行评价，首先建立层次结构模型；其次建构判断矩阵，通过向专家进行征询，确定各层次的权重；最后，利用层次分析法对各个层次的因子进行计算，得出各个因子的相对权重(基础分值)。

参考借鉴其他相关研究的成果[《环境空气质量标准》(GB 3095—2012)、《空气负(氧)离子浓度观测技术规范》(LY/T 2586—2016)、《森林康养基地质量评定》(LY/T 2934—2018)、《盐城市空气微生物调查与评价》(葛伟等,2015)及《森林康养旅游评价指标体系构建研究》(李济任和许东,2018)],根据重庆森林康养旅游的实际需求和发展趋势,结合专家意见进行修正,最终形成包含 5 个一级指标、19 个二级指标的评价体系(表 4-1)。

表 4-1　重庆森林康养资源评价体系

目标层	一级指标	二级指标	单位	量化分级	基础分值	参考依据
森林康养资源评价	空气质量(30)	空气负(氧)离子浓度(n)	个/cm³	$n \geq 3000$	10	《空气负(氧)离子浓度观测技术规范》(LY/T 2586—2016)
				$1200 \leq n < 3000$	8	
				$500 \leq n < 1200$	6	
				$300 \leq n < 500$	2	
				$100 \leq n < 300$	1	
				$n < 100$	0.5	
		PM$_{2.5}$ 含量(24h 平均)	μg/m³	<35	5	《环境空气质量标准》(GB 3095—2012)
				35~75	4	
				>75	3	
		PM$_{10}$ 含量(24h 平均)	μg/m³	<50	5	
				50~150	4	
				>150	3	
		空气细菌含量	CFU/m³	<500	10	《盐城市空气微生物调查与评价》
				500~1000	8	
				1000~2500	6	
	森林质量(30)	基地及其毗邻区域森林面积	hm²	>2000	5	《森林康养基地质量评定》(LY/T 2934—2018)
				1000~2000	4	
				200~1000	3	
		森林覆盖率	%	>90	5	
				70~90	4	
				50~70	3	
		平均森林郁闭度	—	0.7~0.8	5	
				0.5~0.7	4	
				0.4~0.5	3	
		林分结构	—	复层异龄混交林,结构稳定	5	
				混交林,结构较稳定	4	
				纯林,结构不稳定	3	

续表

目标层	一级指标	二级指标	单位	量化分级	基础分值	参考依据
		近成熟林比例	%	>50	5	
				40~50	4	
				30~40	3	
		生物多样性	—	动植物资源极其丰富，生境类型众多，具有丰富的森林(竹林)、灌丛林、草地、湿地等，多样性保护和监测系统完善	5	《森林康养基地质量评定》(LY/T 2934—2018)
				动植物资源丰富，生境类型多样，具有森林(竹林)、灌木林、草地、湿地等，保护和监测系统完整有效	4	
				动植物资源相对丰富，设有保护和监测系统	3	
	气候资源质量(20)	夏季平均温度	℃	16~24	12	
				14~18或24~28	9	
				<14或>28	6	
		海拔	m	800~1500	1	
				其他	0.5	
		湿度	%	45~65	2	《森林康养旅游评价指标体系构建研究》
				30~44或66~80	1	
				其他	0.5	
		降水量	mm	800~1200	2	
				其他	1	
		日照	h	1200~1600	2	
				其他	1	
		风速	m/s	2~3	1	
				其他	0.5	
	水环境质量(10)	地表水环境质量	等级	达到GB 3838—2002一类标准	5	
				达到GB 3838—2002二类标准	4	
				达到GB 3838—2002三类标准	3	
		地下水环境质量	等级	达到GB/T 14848—2017一类标准	5	《森林康养基地质量评定》(LY/T 2934—2018)
				达到GB/T 14848—2017二类标准	4	
				达到GB/T 14848—2017三类标准	3	
	景观资源质量(10)	森林风景资源质量	分	根据GB/T 18005—1999评分大于25	10	
				根据GB/T 18005—1999评分为20~25	8	
				根据GB/T 18005—1999评分为15~20	6	

注：《地表水环境质量标准》(GB3838—2002)，《地下水质量标准》(GB/T 14848—2017)，《中国森林公园风景资源质量等级评定》(GB/T 18005—1999)。

3. 主要指标解释

(1) 空气负(氧)离子浓度。该指标指单位体积空气中的负氧离子数目,以"个/cm³"为单位。为了指示空气清新程度,按照一定的浓度差异,将空气负(氧)离子浓度分为 6 个等级,其中:3000 个/cm³ 以上为一级,1200～3000 个/cm³ 为二级,500～1200 个/cm³ 为三级,300～500 个/cm³ 为四级,100～300 个/cm³ 为五级,100 个/cm³ 以下为六级。

(2) $PM_{2.5}$、PM_{10} 含量(24h 平均)。该指标指颗粒物(粒径≤2.5 μm 或粒径≤10 μm)一个自然日(24h)平均浓度的算术平均值,以"μg/m³"为单位。把 $PM_{2.5}$ 含量划分为 3 个等级,35μg/m³ 以下为一级,35～75μg/m³ 为二级,75μg/m³ 以上为三级;把 PM_{10} 含量划分为 3 个等级,50μg/m³ 以下为一级,50～150μg/m³ 为二级,150μg/m³ 以上为三级。

(3) 空气细菌含量。该指标指在 37℃ 条件下单位体积培养 48 h 形成的菌落数,以"CFU/m³"为单位。空气细菌含量在 500CFU/m³ 以下为一级,500～1000CFU/m³ 为二级,1000～2500CFU/m³ 为三级。

(4) 森林覆盖率。该指标指森林面积占土地总面积的百分比。把森林覆盖率分为 3 个等级,森林覆盖率在 90% 以上为一级;森林覆盖率为 70%～90% 为二级;森林覆盖率为 50%～70% 为三级。

(5) 生物多样性。该指标指地区的动物、植物和微生物种类的丰富性。动植物资源极其丰富,生境类型众多,具有丰富的森林(竹林)、灌丛林地、草地、湿地等,多样性保护和监测系统完善的为一级;动植物资源丰富,生境类型多样,具有森林(竹林)、灌木林地、草地、湿地等,保护和监测系统完整有效的为二级;动植物资源相对丰富,设有保护和监测系统的为三级。

(6) 海拔。相关数据表明,人类最适宜康养的海拔为 800～1500m。本书研究把海拔分为 3 个等级,海拔在 800～1500m 为一级;海拔在 500～800m 或 1500～2000m 为二级;海拔低于 500m 或高于 2000m 为三级。

(7) 湿度。相关研究表明,人体最适宜的湿度为 45%～65%(相对湿度,relative humidity,RH)。现把湿度分为 3 个等级,区域湿度在 45%～65% 为一级;区域湿度在 30%～44% 或者 66%～80% 为二级;区域湿度低于 30% 或高于 80% 为三级。

(8) 森林风景资源质量。森林风景资源包括地文资源、水文资源、生物资源、人文资源和天象资源 5 类,满分为 30 分。其中评分 25 分以上的为一级,20～25 分为二级,15～20 分为三级。

将森林康养资源质量分为三个等级:一级森林康养资源,分值≥85 分;二级森林康养资源,70 分≤分值<85 分;三级森林康养资源,60 分≤分值<70 分。

<h1 style="text-align:center">第二节　评价过程与结果</h1>

一、评价过程

2017 年 8 月中旬，本书项目组会同重庆市林业局产业处共同设计了重庆市森林康养资源调查表，并通过《重庆市林业局关于开展林下经济发展情况调查的通知》（渝林产〔2017〕 46 号）下发至各区县，开展全市林下经济发展情况（包括森林康养资源）调查。森林康养资源调查内容主要包括：森林资源面积、海拔、温度、湿度、负（氧）离子浓度、森林覆盖率、森林类型、生物多样性、主要动植物、自然景观、水质等。

同时开展相关资料收集工作，相关资料包括市级及以上森林（生态）公园、湿地公园和自然保护区基础资料；全市空气负（氧）离子自动监测网络体系数据，2018 年 1～12 月各监测点（57 处）的温度、湿度、负（氧）离子浓度、$PM_{2.5}$ 含量、PM_{10} 含量、风速、风向等日均值数据；2014～2017 年中国森林氧吧、重庆市森林氧吧资料及相关空气质量监测调查数据（30 处），数据指标包括负（氧）离子浓度、$PM_{2.5}$ 含量、PM_{10} 含量、空气细菌含量等。

根据各区县调查数据反馈情况及数据资料收集情况，确定 76 处数据资料相对完整的森林资源单元作为最终评价对象（表 4-2），包括 49 个国家和市级森林（生态）公园、11 个国家和市级湿地公园、12 个国家和市级自然保护区、其他类 4 个（2 个生态村和 2 个生态景区）。76 处森林公园、湿地资源、自然保护区和其他类康养资源调查结果参见附表 1-1～附表 1-4。全市共有市级及以上森林（生态）公园、湿地公园、自然保护区 135 个，本次调查评价数量为 72 个，所占比例达到 53%，可从整体上反映全市森林康养资源情况。

表 4-2　森林康养资源调查评价对象统计表

	类型	全市总个数/个	本次调查个数/个	占比/%
森林公园	国家森林（生态）公园	27	27	100
	市级森林公园	62	22	35
	小计	89	49	55
湿地公园	国家湿地公园	22	10	45
	市级湿地公园	4	1	25
	小计	26	11	42

类型		全市总个数/个	本次调查个数/个	占比/%
自然保护区	国家级自然保护区	6	6	100
	市级自然保护区	14	6	43
	小计	20	12	60
合计		135	72	53
其他	生态村	—	2	—
	生态景区	—	2	—
	小计	—	4	—
总计		—	76	—

二、评价结果

(一)森林康养资源总体评价

各类型森林康养资源评分汇总情况详见表 4-3，全市森林康养资源综合评分均值为 80.6 分，总体达到二级森林康养资源水平。

表 4-3　各类型森林康养资源评分汇总表

类型		最高分	最低分	平均分	备注
森林公园	国家森林(生态)公园	91	68	82.6	最高为重庆黑山国家森林公园,最低为重庆双桂山国家森林公园
	市级森林公园	86	66	76.4	最高为重庆七曜山森林公园,最低为重庆鸿恩寺森林公园
	小计	91	66	79.8	—
湿地公园	国家湿地公园	79	64	72.3	最高为重庆秀山大溪国家湿地公园,最低为重庆彩云湖国家湿地公园
	市级湿地公园	76	64	70.0	重庆龙水湖市级湿地公园
	小计	79	64	72.1	—
自然保护区	国家级自然保护区	90	84	88.1	最高为重庆阴条岭国家级自然保护区,最低为重庆缙云山国家级自然保护区
	市级自然保护区	91	76	83.5	最高为重庆四面山市级自然保护区,最低为华蓥山市级自然保护区
	小计	91	76	85.1	—
合计		—	—	79.6	—
其他类	生态村	78	77	77.5	—
	生态景区	83	72	77.5	—
	小计	83	72	77.5	—
总计		91	64	80.6	—

森林康养资源评分由高到低分别是国家级自然保护区(平均得分为 88.1 分)、市级自然保护区(平均得分为 83.5 分)、国家森林(生态)公园(平均得分为 82.6 分)、市级森林公园(平均得分为 76.4 分)、国家湿地公园(平均得分为 72.3 分)和市级湿地公园(平均得分为 70.0 分)。其中最高的国家级自然保护区平均得分为 88.1 分,普遍达到一级森林康养资源水平(图 4-1)。

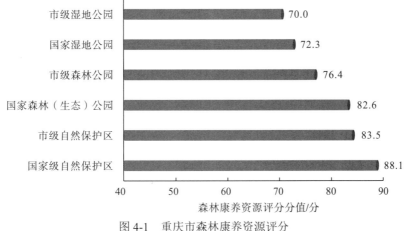

图 4-1 重庆市森林康养资源评分

各类型森林康养资源等级评价详见表 4-4,其中一级森林康养资源 18 处,占总数的 23.7%;二级森林康养资源 51 处,占总数的 67.1%;三级森林康养资源 7 处,占总数的 9.2%。

表 4-4 各类型森林康养资源等级评价汇总表 (单位:处)

类型		数量			
		合计	一级资源	二级资源	三级资源
森林公园	国家森林(生态)公园	27	9	17	1
	市级森林公园	22	1	18	3
	小计	49	10	35	4
湿地公园	国家湿地公园	10	—	7	3
	市级湿地公园	1	—	1	—
	小计	11	—	8	3
自然保护区	国家级自然保护区	6	5	1	—
	市级自然保护区	6	3	3	—
	小计	12	8	4	—
其他	生态村	2	—	2	—
	生态景区	2	—	2	—
	小计	4	—	4	—
合计		76	18	51	7

按资源类型进行等级划分，一级森林康养资源包括国家森林（生态）公园 9 处、国家级自然保护区 5 处、市级自然保护区 3 处，三者占一级森林康养资源总数的94.4%，是一级森林康养资源的主要来源。

(二)各区域森林康养资源评价

按区域进行等级划分，一级森林康养资源在主城周边地区、渝东北和渝东南的个数分别是 5 处、8 处和 5 处，其中大巴山区（主要包括城口、巫溪、巫山等区县)6 处、渝东南武陵山区（包括石柱、武隆、彭水、酉阳等区县）5 处和大娄山区（包括綦江、江津、南川、万盛等区县）4 处，占一级资源总数的83.3%，三者是一级森林康养资源的主要分布区域（表4-5）。

表 4-5   各区域森林康养资源等级汇总表   （单位：处）

序号	区域	等级			
		合计	一级资源	二级资源	三级资源
1	主城区	15	—	11	4
2	主城周边地区	22	5	16	1
	(其中大娄山区)	9	4	5	—
3	渝东北	21	8	11	2
	(其中大巴山区)	11	6	5	—
4	渝东南(武陵山区)	18	5	13	—
5	合计	76	18	51	7

(三)典型森林康养资源分析

相关研究表明，人体最适宜温度为 18～22℃，重庆市夏季平均气温在这一区间且资源评分达到 80 分以上的森林康养资源达 22 处（表 4-6），其中森林公园14 处，自然保护区 8 处，适合开展森林避暑。由表4-6 可以看出，避暑型森林康养资源在大娄山区有 7 处、大巴山区有 6 处、武陵山区有 5 处，占避暑型森林康养资源总数的81.8%，三者是避暑型森林康养资源的主要分布区域。

表 4-6　避暑型森林康养资源调查统计表

序号	类型	所在区县	调查单元	夏季平均温度/℃	资源评分
1		万州区	铁峰山国家森林公园	21	85
2		黔江区	黔江国家森林公园	20	84
3		涪陵区	涪陵武陵山国家森林公园	20	89
4		江津区	大圆洞国家森林公园	21	85
5		南川区	金佛山国家森林公园	20	90
6		南川区	南川山王坪喀斯特国家生态公园	21	85
7	森林公园	武隆区	仙女山国家森林公园	19	88
8		开州区	重庆雪宝山国家森林公园	19	89
9		开州区	龙头嘴森林公园	21	81
10		云阳县	七曜山森林公园	22	86
11		巫溪县	红池坝国家森林公园	19	89
12		石柱县	黄水国家森林公园	19	88
13		彭水县	茂云山国家森林公园	21	86
14		万盛经济技术开发区	重庆黑山国家森林公园	20	91
15		城口县	大巴山国家级自然保护区	21	89
16		巫溪县	重庆阴条岭国家级自然保护区	19	90
17		南川区	重庆金佛山国家级自然保护区	21	90
18	自然保护区	开州区	重庆雪宝山国家级自然保护区	20	90
19		江津区	四面山市级自然保护区	20	91
20		武隆区	白马山市级自然保护区	21	87
21		綦江区	老瀛山市级自然保护区	22	83
22		丰都县	南天湖市级自然保护区	22	86

第五章　重庆森林康养资源区划

第一节　适宜康养气候资源的评价

一、气候指标评价

依据全面性、主导性、稳定性和可操作性原则，选择气温、海拔、湿度、风速、年日照时数、降水量 6 个指标作为全市森林康养资源评价的气候指标。

1. 气温

气温是人居环境中最重要的气象因子，相关研究表明，夏季最适宜的气温是 24℃。若最热月平均温度大于 25℃，每增加 1℃ 作减分处理，小于 16℃，每减少 1℃ 也做减分处理，按此方法对气温指标进行标准化处理，将最热月平均气温为 16～24℃ 赋值 100 分，每升高 1℃ 减 20 分，每减少 1℃ 减 10 分。气温与海拔关系密切，根据重庆市 7 月平均气温分布图，对其进行空间插值处理，结合 30m 分辨率的数字高程模型(digital elevation model，DEM)对插值后的气温数据进行修正 (图 5-1)。

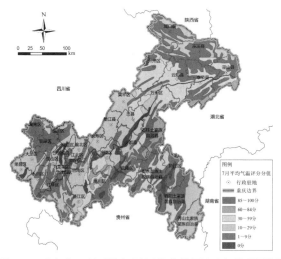

图 5-1　重庆市 7 月平均气温评分分值图(见本书彩图版)

2. 海拔

最适宜人类生存的海拔是 500~2500m，海拔 1000m 为最佳的高度，而最适宜人类生存的大气压为 750~950hPa。根据全市 DEM 数据，重庆的海拔为 175~2778m，按照最适宜的 1000m 理论，将海拔位于 950~1050m 的区域赋值 100 分，每升高或降低 200m 减 10 分(图 5-2)。

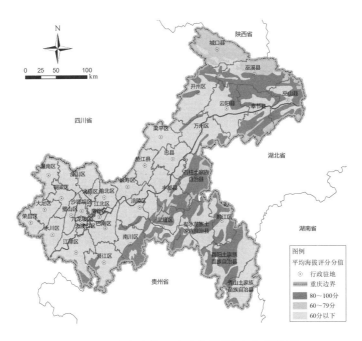

图 5-2　重庆市海拔评分分值图(见本书彩图版)

3. 湿度

湿度是宜居环境中不可缺少的因子，相关研究表明，人体最适宜的相对湿度为 70%。根据重庆市多年平均相对湿度数据，按照相对湿度大于 80%，每增加 5% 减分，小于 60%，每减少 5% 减分，对全市年平均相对湿度进行标准化处理，将年平均相对湿度为 60%~80% 赋值 100 分，每增加或降低 5% 减少 20 分(图 5-3)。

4. 风速

风速也是宜居环境评价中的一个重要指标，研究表明，人体最适宜的风速为 3m/s 左右，即风力等级处于二级或三级。根据重庆市多年平均风速数据，结合气候资源评价指数，将平均风速为 2~3m/s 赋值 100 分，平均风速大于 3m/s，或小于 2m/s，每增加或减少 0.5m/s，减 10 分，对全市年平均风速进行标准化处理（图 5-4）。

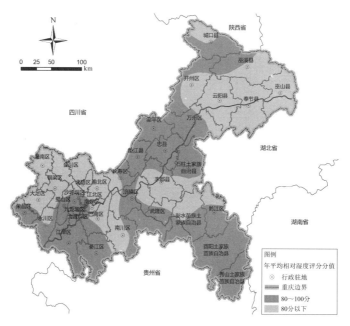

图 5-3　重庆市年平均相对湿度评分分值图（见本书彩图版）

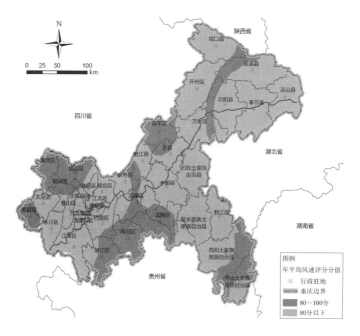

图 5-4　重庆市年平均风速评分分值图（见本书彩图版）

5. 年日照时数

　　年日照时数是影响人居环境的一项重要指标，据相关研究，年日照时数与紫外线辐射量呈正相关关系，年日照时数越多，紫外线辐射就越强，较为适宜人类居住的年日照时数为 1200～1600h。根据重庆市多年平均日照时数，将年日照时数为 1200～1600h 赋值为 100 分，每增加或减少 200h，减20 分（图 5-5）。

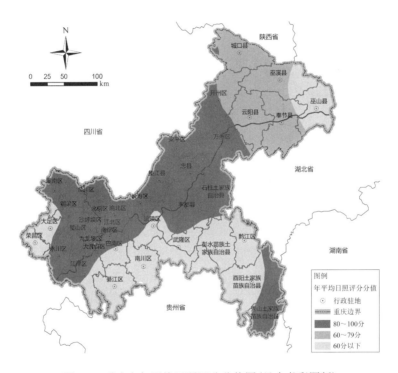

图 5-5　重庆市年平均日照评分分值图（见本书彩图版）

6. 降水量

　　降水量直接影响该地域的干湿度，影响游客的舒适度。一般认为年降水量为800～1200mm 较为舒适。根据重庆市多年平均降水量数据，结合气候资源评价，将年降水量为 800～1200mm 赋值 100 分，年降水量大于 1200mm 或小于 800mm，每增加或减少 100mm，减 20 分（图 5-6）。

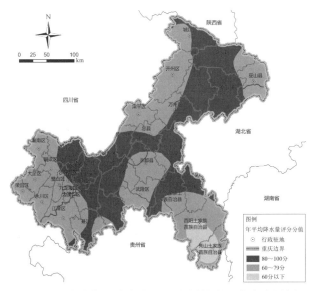

图 5-6　重庆市年平均降水量评分分值图(见本书彩图版)

二、气候资源评价及等级划分

通过对各个评价指标的分析，分别计算出气温、海拔、湿度、风速、年日照时数、降水量 6 个指标 30m×30m 栅格数据，在 ArcGIS 软件支持下，运用栅格计算器，通过综合加权模型，康养气候资源=气温×60%+(海拔+风速)×5%+(湿度+年日照时数+降水量)×10%，计算各个栅格单元的分值，得到整个重庆市气候资源适宜康养的适宜性指数，剔除综合得分为 70 分以下的区域，绘制出重庆市气候资源适宜康养的适宜性分布图，并把其划分为最适宜(90~100 分)、适宜(80~89 分)和一般适宜(70~79 分)三个等级区。

全市气候资源适宜康养的区域面积为 2.7 万 km²，主要集中于大娄山、大巴山、武陵山等山脉，涉及 23 个区县(包括自治县、经济开发区)。全市气候资源适宜康养的区域分布如图 5-7 所示。

全市气候资源适宜康养的区域中，主城区和渝西片区面积为 0.3 万 km²，占 11.1%，渝东北片区面积约为 1.4 万 km²，占 51.9%，渝东南片区面积为 1 万 km²，占 37.0%。

在主城区和渝西片区中，气候资源适宜康养的区域分布面积最多的是南川区，总量达 1444.1km²，其中最适宜、适宜和一般适宜的区域面积分别为 758.1km²、258.6km²、427.4km²，均为渝西片区面积最大。

在渝东北片区中，气候资源适宜康养的区域分布面积最多的是巫溪县，总量达 2747.5km²。气候资源最适宜的区域分布面积最多的是奉节县，总量达

1289.2km²，气候资源适宜的区域分布面积较多的是城口县，总量达 1326.4km²，气候资源一般适宜的区域分布面积较多的是巫溪县，总量达 481.2km²。

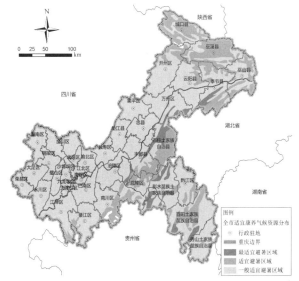

图 5-7　重庆市气候资源适宜康养的区域分布图(见本书彩图版)

在渝东南片区中，气候资源适宜康养的区域分布面积最多的是酉阳县，总量达 2415.3km²。气候资源最适宜和一般适宜的区域分布面积最多的都是酉阳县，分别达 1365.0km²、737.3km²，气候资源适宜的区域分布面积最多的为石柱县，为 853.2km²。重庆市各片区气候资源适宜康养的区域分布如图 5-8 所示。

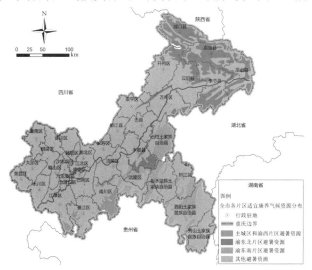

图 5-8　重庆市各片区气候资源适宜康养的区域分布图(见本书彩图版)

第二节　适宜康养气候资源的区位特征分析

以主城区或主要县城为中心，考虑交通条件，以 1h、2h 或 3h 汽车行驶的距离为半径划定缓冲区，其所覆盖的范围即为全市适宜康养的气候资源的区位特征。

距离主城区 1h 车程的适宜康养气候资源分布面积为 283.3km²，占适宜康养气候资源分布面积的 1.0%；距离 2h 车程的适宜康养气候资源分布面积为 4500km²，占 16.5%；距离 3h 车程的适宜康养气候资源分布面积为 9083.6km²，占 33.3%。距离主城区 3h 车程的适宜康养气候资源，与主城区消费市场较近，有较好的区位优势(图 5-9)。

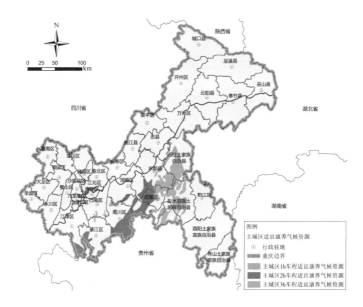

图 5-9　重庆市主城区 3h 车程内适宜康养气候资源分布图(见本书彩图版)

距离万州区 1h 车程的适宜康养气候资源分布面积为 1916.3km²，占适宜康养气候资源分布面积的 5.77%；距离 2h 车程的适宜康养气候资源分布面积为 10993.9km²，占 33.10%；距离 3h 车程的适宜康养气候资源分布面积为 20300.3km²，占 61.13%。距离万州 2h 车程的适宜康养气候资源，与万州次级消费市场较近，有一定的区位优势(图 5-10)。

距离黔江区 1h 车程的适宜康养气候资源分布面积为 3698.0km²，占适宜康养气候资源分布面积的 11.58%；距离 2h 车程的适宜康养气候资源分布面积为 11377.0km²，占 35.61%，距离 3h 车程的适宜康养气候资源分布面积为 16873.1km²，占 52.81%。距离黔江 1h 车程的适宜康养气候资源，与黔江次级消费市场较近，有一定的区位优势(图 5-11)。

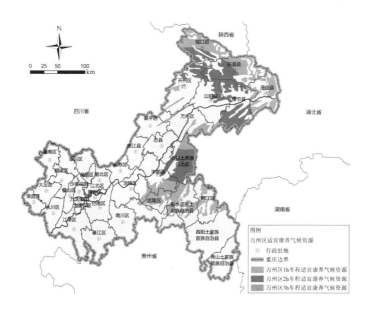

图 5-10　重庆市万州区 3h 车程内适宜康养气候资源分布图(见本书彩图版)

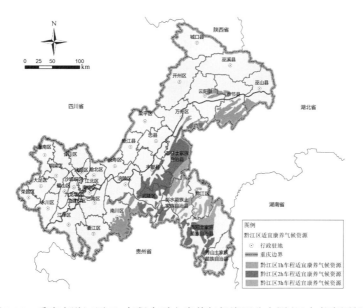

图 5-11　重庆市黔江区 3h 车程内适宜康养气候资源分布图(见本书彩图版)

第六章　重庆森林康养资源经营利用技术

第一节　康养林优化配置与经营技术

一、森林康养林的树种选择

森林康养林的树种选择应当注重当地的立地条件，结合当地的气候、地质地貌等因素，因地制宜地选择适合该地的乡土树种，以及对人体健康有益的树种，如较多地选择一些驱蚊保健植物(如七里香、天竺葵等)，对当地原有的原生树种进行选择性保留，对一些康养区内易造成过敏、中毒以及易招引蚊蝇等害虫的灌木丛和树种进行伐除。

在不同的康养游憩区域选择具有不同色彩、香味的树种，如在年轻人游览、休闲区域种植一些能使人兴奋的开红色和黄色花的植物，在老年人疗养、游憩区域种植能使人镇静的开蓝色和浅紫色花的植物。不同的树种具有不同的保健功效，人们的活动需求不同，选择植物的种类也不同，因此要种植有益于人体健康的树种，还要考虑到不同树种的功效，相互搭配，从而达到森林康养的疗养功效。比如，松树林对人体有祛风燥湿和舒筋活络等功效；柏类植物对人体有安神凉血、温中健脾、行气利水等作用；银杏林有益于胸闷、心痛和痰喘咳嗽的恢复(叶欣，2010)。

空气负(氧)离子含量在不同林分环境中是有很大差异的。吴楚材和郑群明(2001)对湖南衡山南岳树木园的实测结果表明，针叶林的负(氧)离子含量平均为1507 个/cm³，阔叶林平均为 1161 个/cm³，针叶树种林分较阔叶树种林分中空气负(氧)离子浓度高。郑文俊等(2009)将 5 种不同植被下垫面的空气负(氧)离子含量进行多方面对比后发现，空气负(氧)离子含量由多到少为阔叶林、针叶林、针阔混交林、灌丛、草坪。森林康养游憩区的空气质量较为优良，其中阔叶林环境下的空气负(氧)离子浓度水平最高，灌丛和草坪环境下的空气负(氧)离子浓度最低。

森林康养游憩区不同林分类型对空气清洁度也有影响，研究发现，阔叶林环境下的空气清洁度最好，针叶林环境次之，灌丛和草坪环境的空气清洁度相对来说最低。在一天之内，空气清洁度在清晨最好，中午下降至最低，下午又渐渐转好。空气负(氧)离子浓度水平的日变化与空气清洁度日变化相似。研究表明，森林康养旅游更适宜在阔叶林和针叶林环境中进行，并且在早晚时段森林空气质量更优，因此，森林康养产业建设时应当注意乡土树种的选择，多采用阔叶林与针叶林。

二、森林康养林的森林结构

森林康养区应当保持生态平衡，运用近自然经营的理念，打造异龄复层混交林，保持生物多样性，维持森林的近自然状态，有助于提高森林的可持续性和整体的协调性。徐海兵等(2008)利用桂花的生物学特性打造桂花异龄复层混交林的研究表明，桂花林下构建异龄复层混交林能形成景观结构和生态系统较为稳定的森林群落。这样不仅增加了森林的绿色景观，而且秋季的桂花香气沁人心脾，具有抗菌、抑菌功效，还会使游客心情舒畅，缓解心理压力，消除疲劳，有益于人体的健康，对森林康养区的建设有重要作用。

在近自然森林经营理念指导下，森林康养区要想营造理想的近自然林分，需要从造林模式方面考虑。贾正民(2016)通过研究得出两点结论：①营造复层林，即相同树种在不同年份种植，构造有差异的林层，或利用不同生活习性的树种栽种形成复层林；②营造混交林，即充分运用不同树种的林龄差异来进行混交种植，也可以针对乔灌木、针阔林进行混交种植，造林过程中要注重因地制宜。混交林中要有充分数量的目标树种，目标树种快速生长以达到森林康养的保健、疗养功效。田华林等(2010)在黔南州选择具有代表性的不同森林类型进行实地观测发现，针阔混交林中氧气浓度较其他类型的林分高。

异龄复层混交林还对森林生态系统的稳定性有作用，雷静品等(2007)研究表明，混交林相较于单一树种纯林来说，对各种自然灾害的抵御能力更强，生物多样性更加复杂。但是在混交林生长的过程中要保证非竞争性树种的生存则需要进行人为干预，在人工抚育的情况下，就能避免形成由少数优势树种形成的简单林分。这样就能保障森林康养区生态系统的整体协调性和可持续性，维持了一种近自然森林的状态，有助于人们对森林康养基地的建设。

三、森林康养林的经营

森林康养林的经营应遵循近自然经营的思想，运用森林自身调节机制，充分遵循并运用森林自然规律。在森林经营过程中，生态效应、科学探究和经济效益要相互平衡，不能因为经济或社会效益而破坏自然环境，森林康养林的建设要注重对生态环境的保护，树种的更新主要依靠自然调节与人工抚育相结合。

运用森林自然更新的规律，在树木发育初期就开始选择目标树。在森林经营过程中仅对目标树进行人工抚育，主要包括目标树附近环境的整理、疏伐以及对目标树枝叶的修剪。对目标树的人工干预范围要求不压制其发育并且能使其形成优良干形，树下乔灌草都自然发育淘汰。在密林中进行自然选择时，积极进行人工培育，选择遗传品质优良的林木个体进行抚育。而其他植物则会使森林系统的稳定性提高，保证水土保持能力和森林地力，并且对于林分结构的改良有促进作用。因此，森林康养林的经营是人工和自然的双重选择。运用近自然森林经营方法时，选用了适应当地自然环境的乡土植物，大大提高了森林康养区的生态稳定性。

第二节　康养环境打造技术

一、调节森林环境

对树木林冠进行整枝，充分运用疏伐或择伐等措施来调节森林环境，打造更加贴近自然环境的优美森林康养区。曾伟生（2009）指出择伐经营维持了森林的近自然特性和生物多样性，通过调节林分结构使森林的生态效益、社会效益和经济效益达到平衡。选择不超过 1/5 的优良树木个体为主要经营对象，将其余多数林木交给森林自然规律调节，经过伐除干扰树，让小部分优良个体不断得到充足的阳光和水分，保持天然林的林木结构，进而改善天然林的更新和生长，对实现合理的森林经营目标有促进作用。森林自然生态系统有其自身的结构，经营策略需按天然林的自然规律来经营，过程中要尽可能少地干预生态系统的自然发育，只有在林分结构和树龄分布合理适宜时，森林才能在近自然状态下健康发展。

在森林环境调节过程中要充分结合森林实际林分结构，对现有森林运用不同的措施，保障森林康养区的森林覆盖率为40%～70%，林分结构为针阔混交的中龄林以上的林分。王永文（2016）提出三种措施。①修枝：在自然枝干不良、影响树木正常通风透光的林分中进行修枝，当林分处于郁闭状态、枝干下部出现枯枝时开始进行。②透光伐：主要在幼龄林达到郁闭状态时，树木之间密度较大，阳光照射量不足，开始出现生长空间竞争，或者在其他林木、灌木、杂草妨碍目标树生长时进行采伐。在纯林中，伐除密度过大和树木枝干质量低劣的林木，在近自然森林中，清理阻碍目标树生长的枝条、上层枝干等。③疏伐：在中龄林阶段进行，先确定目标树，伐除生长密度过大和发育不良的树木，调整林分结构与林分密度，促进目标树与保留植物的生长，保证森林合理的林分密度，培养优良干形。

二、建立森林保护区

我国森林保护区不能采用任其自然生长的纯保护方式，而应与环境保护、科研教育、生产相互结合，并且在不影响生态环境和保护对象的前提下，与森林康养旅游产业相结合。全国各地的森林保护区都有其自身的特色和差异，可依托得天独厚的自然资源和区域优势，建设基于森林保护区的森林康养基地。

在全国各地有不同类型的自然保护区 2500 余处，其中大部分发展了旅游活动。在森林保护区允许的区域内开展森林康养活动是最佳场所。自然保护区的康养活动有严格的管控措施，只能在条件允许的森林保护区的外围边缘区进行，绝对禁止人类旅游活动对森林保护区核心区域的干扰，对旅游活动、游客人数、活动强度等都必须进行严格的控制。因此，必须采取措施对一些具有区域特色的森林生态系统、珍稀濒危动植物物种的天然分布区进行特殊保护，森林康养建设也应该避免在这些区域开展，这已经成为国内外社会的共识（周亦波，2016）。

第三节　森林康养基地设施配套技术

森林康养基地建设应该以森林生态系统的保护和优化为前提，正确处理开发利用与资源保护培育的关系，倡导尊重自然、保护生态、人与自然和谐共处的理念，推动全域森林康养发展。基地内配套设施建设应在此基础上注重因地制宜、生态至上、就地取材、合理利用、"以人为本"的思想。

一、道路设施

康养基地内道路建设应与当地实际情况相结合，考虑地形地质条件的同时注意保护生态环境和景观资源，因地制宜选线，尽量利用原有林区道路，最大限度避免或者减少损坏地貌和景观，尤其是森林资源。森林康养基地内道路类型应分为主干道、次干道、游步道三大类，其路面设计如表 6-1 所示。

表 6-1　森林康养基地道路类型

道路类型	路面宽度/m	铺设材料
主干道	≥3.5	沥青、混凝土
次干道	2～3	碎石、块石
游步道	1.2～1.5	块石、落叶、碎石、木板

但总体而言，康养基地内道路设施建设的重点应放在步道的建设上，建设时应从道路选线、路面材料、植物配置、道路设计等方面进行综合考虑。①步道选线时应主动避开生态敏感区和灾害易发区，也应尽量避免选择坡面较长、坡度较大的区域；优先利用景观优势，布局在景点、水系沿线；也可结合地理信息系统（geographic information system, GIS）空间分析功能进行选线方案设计，构建步道建设适宜性评价指标，将评价结果应用于步道选线方案中。②步道路面材料的选取应以木板、鹅卵石、碎砾石、落叶、透水砖等绿色环保材料为主，打造自然舒适的康养步道。③步道两侧植物的选取应避免有毒有害植物，在考虑景观层次的基础上优先考虑益健植物，如雪松、银杏、侧柏等。④道路设计上，步道宽度宜大于 1.2 m，坡度宜小于 8%，且每隔一定距离需要设置休息点；阶梯步道应考虑中老年人群身体机能和体质，阶梯高度及宽度适中；此外，康养步道也应尽可能配备无障碍设计，为特殊人群提供便利，充分体现"以人为本"思想。

二、水电设施

1. 给水设施

康养基地内用水主要有生活用水、生产用水、消防用水等，水源一般包括地表水、地下水和雨水，决定采用何种方式作为水源需视具体情况而定，因地制宜。给水设施建设应注意如下要点：①供水采取"就近采水、就近处理、就近供应"的原则；②注意水源保护，在水源周围一定范围内，不出现任何污染水源的活动；③供水须作净化处理，达到国家相关标准方能饮用；④管网在原有的基础上进行改造和新建，沿道路埋地敷设，尽量采用重力自流，特殊地段修建加压泵站；⑤对于用水量的预测，可按照旅游旺季最大客流量人均最大用水量进行预估，确保用水供应充足。

2. 排水设施

康养基地内排水主要包括雨水排泄和污水排放两大类。雨水排泄应坚持因地制宜原则，坡度大、以植被为主的地区，采用地面排水；地势相对平坦、建筑较为密集的地区，选择管道排水；道路两侧雨水沿道路边沟排泄，建设必要的雨水明沟和截洪沟。污水排放需注意以下几点：①所有污水必须经过净化处理，处理达标后才能向外排放，严禁直接排入自然水体中；②污水处理过程必然会产生噪声和异味，因此处理站点应该远离景点和游客服务区；③管网材料选择钢筋混凝土最为适宜，需对其进行加固和防腐处理；④管网同样沿道路埋地敷设，保证覆土厚度适宜；⑤对于游客较为密集的景区，可修建独立地埋式污水处理站，开挖地下氧化池、沉淀池等。

3. 供电设施

关于康养基地的供电设施建设，目前主要考虑供电电源、变压器、供配电线路敷设三大问题。电源供应上应充分利用国家或地方现有电源，必要时可自备电源，如在风力、太阳能资源丰富的地区，可优先考虑自建小型风力或太阳能发电站；规划时应对基地内用电量进行定量评估，综合考虑确定变压器的数量及容量；出于保护康养基地景观和森林资源的目的，线路敷设不宜采用架空线路，特殊情况只能架空时，尽最大可能跟随沿线道路布设，避开主要景点、避开人群及林区动物集中活动区，尽可能不跨越建筑物或其他设施。

三、通信设施

"智慧景区"是近年来出现的新概念，大面积、无缝隙的网络覆盖成为康养基地通信网络设施建设发展的必然趋势，为此基地内要大胆建基站、敷光缆，进一步扩大通信网络覆盖面；发展良好的基地应在已有的基础上完善光纤网络，确保游客的日常通信及网络需求得到满足，在此基础上积极与网络运营商开展合作，争取建成全面覆盖基地的 Wi-Fi 热点布局，实现基地内无线网络全覆盖。

四、其他配套设施

除以上三类基础设施建设外，森林康养基地还应建设一些其他配套设施，如表 6-2 所示。

表 6-2　森林康养基地配套设施类型

设施类型	主要人群	体验项目
休闲娱乐	青少年	森林露营、丛林探险、丛林漂流、定向越野等
	中老年	森林阅读、森林书法、森林棋牌、森林饮茶等
体育健身	中青年	球类、跑步、骑车、攀岩等
	中老年	广场舞、太极、舞剑、瑜伽等
医疗保健	中老年	血压、血糖等常规检查
餐饮住宿	所有人群	生态餐厅、生态小木屋、森林旅馆、丛林旅馆等

(1)休闲娱乐与体育健身设施建设应注意动静结合，根据不同年龄阶段人群开展多样化项目。青少年在康养基地内可根据山势地形合理开展一些特色动态的活动，其活动场地设计应以空旷、明亮为主，条件允许时还可配备卫生间、更衣室、

淋浴室、商品售卖间等配套设施；中老年可在基地内开展特色静态活动，其活动场所地面应做到平坦、防滑，场地应该选择在空气新鲜、向阳避风处，外围提供绿荫和座椅，配备必要的休息和避雨、遮阳设施。

(2)医疗保健设施建设目前主要集中在医疗养生服务方面，如血压、血糖等常规检查，条件允许时可在基地内新增医疗保健等专用设施，新建中医馆、SPA中心，提供森林疗养、健康理疗、养老养生等服务；还可在基地内实行会员制，记录游客相关信息，实行一对一服务；也可以与当地的医疗保健机构合作，建立健康养生课程中心，针对不同游客开设不同课程，有针对性地采取保健养生措施。

(3)在基地内餐饮住宿设施建设方面，餐饮设施优先考虑打造成生态餐厅，不仅要规划、建设优美的餐厅环境，更要为就餐者提供基地内特有的生态果蔬、五谷杂粮等健康绿色食品，从饮食方面提升康养效果。住宿设施布局优先选择安静舒适的地区，建议打造生态小木屋、森林旅馆、丛林旅馆等住宿形式，并设置按摩、足浴、温泉等专有区域，让游客在入住的同时也能感受林区特色，享受专业服务，缓解疲劳，有益身心健康。

(4)此外，森林康养基地配套设施建设还应从生态停车场、生态公共厕所、游客服务中心、基地导向系统、卫生系统等方面进行全面考虑，提升基地发展森林康养的硬件条件。

第七章　重庆森林康养中医学利用技术

第一节　中医森林康养沿革

一、历代中医经典对中医养生的论述

森林康养是以森林资源开发为主要内容，融入旅游、休闲、医疗、度假、娱乐、运动、养生、养老等健康服务新理念，形成一个多元组合、产业共融、业态相生的商业综合体，其中的每一个元素都为森林康养带来源源不竭的动力，如中医养生。从我国现存最早的经典医籍《黄帝内经》，到《伤寒论》《金匮要略》《备急千金要方》《寿世保元》等，对中医养生均有各自丰富的论述。研究的内容主要包括对养生思想的原则、具体方法及治未病思想的提出，脏腑理论及养生方法的探析；对张仲景、孙思邈、龚廷贤等医家养生学术思想的探讨等。这些理论研究都是中医养生学说形成和发展的基础，对现代养生研究仍具有借鉴和指导的作用及意义。

1.《黄帝内经》

《黄帝内经》首次站在医学的角度来探讨养生，将散见于各家的养生文化进行归纳、总结和发挥，并最终升华为系统的中医养生理论。《黄帝内经》全书渗透着"以人为本"的思想，这正是其对养生高度重视的原因所在，《黄帝内经》的问世是中医养生学形成的标志。

(1)强调精、气、神的作用。《黄帝内经》认为，精是构成人体的基本物质，《黄帝内经·灵枢·本神》谓："故生之来谓之精，两精相搏谓之神。"气是不断运动着的充养人体的精微物质，是维持生命活动的动力和功能，正如《黄帝内经·灵枢·决气》所言："上焦开发，宣五谷味，熏肤、充身、泽毛，若雾露之溉，是谓气。"神为生命活动现象的总称，是精神、意识、知觉、运动等一切生命活动的集中表现。正如《黄帝内经·素问·移精变气论》所说的"得神者昌，失神者亡"。

(2)寿夭论和衰老论。《黄帝内经》在对人体生长、发育、衰老过程及其机制深刻认识的基础上，分别提出了寿夭论和衰老论的学术思想，为养生保健提供了人体自身特点方面的理论依据。

(3)前瞻性地提出治未病理念。《黄帝内经》明确提出治未病思想的当数《黄帝内经·素问·四气调神大论》："是故圣人不治已病治未病。"《黄帝内经》首次提出治未病的理念,可以说是治病的一种极高境界,是中医养生理论的精华所在。治未病主要包括未病先防和既病防变两方面,其中前者更接近养生的真谛。

(4)中医养生理论体系的发展和完善。《黄帝内经》奠定了中医养生的理论基础,初步建构了中医养生理论体系的雏形,又经后世医家的发展和补充,逐渐走向完善。秦汉至隋唐时期是我国封建社会的前期发展阶段,也是佛家、道家养生文化的兴盛时期,出现了炼丹术、神仙术、服石法之类的养生法。大约在两汉之际传入我国的佛教,其中的一些养生观点和方法被汉唐时期的养生学家们纳入中医养生体系之中。东汉以来,张仲景、华佗、葛洪、陶弘景、孙思邈等著名医家,以及后来的金元四大家、明清诸医家,均站在医学角度,从不同方面和层面充实、发展了中医养生理论。

2.《金匮要略》

《金匮要略》是我国现存最早的一部诊治杂病的专书。该书在《黄帝内经》《难经》的理论基础上,论述了杂病的辨证论治,也对养生给予了相当的重视。该论著各篇章中不仅存在着丰富的养生学思想,而且记录了大量的养生方法,如顺应自然、重视饮食、治未病、保精气及优生安胎等,对后世养生康复学的发展起到很大的促进作用。

(1)顺应自然,天人合一。《金匮要略》认为,生命的产生和存在,有赖于内外两个条件。所谓"内",指自身的内在基础,谓"五脏元真通畅,人即安和""客气邪风,中人多死"(《金匮要略·脏腑经络先后病脉证》)。所谓"外",指外部的环境条件,主要指自然气候的正常变化,谓"夫人禀五常,因风气而生长",从生命的产生来看,没有正常的气候变化,就没有生命的产生。《金匮要略》正是从人生存的这种时空大环境中来观察和认识生命的。这一整体恒动的自然观贯穿《金匮要略》的全部内容,指导着养生、治病和康复。《金匮要略》研究生命、养生、疾病等正是从这两个根本方面入手,而不是孤立、单一地去研究人类自身。《金匮要略》全面继承了《黄帝内经》的思想,认为人与自然环境是一个统一的整体。四时风气流行,适宜自然界气候的要求便能生长万物;若是不正常的自然气候,则能毒害万物,对人来说,就将变成一种致病因素,如"风气虽能生万物,亦能害万物,如水能浮舟,亦能覆舟"(《金匮要略·脏腑经络先后病脉证》),并且说明了气候与节气应该相应,若气候太过或不及,都会影响人体而导致发生疾病。

(2)补偏救弊,重视饮食。饮食调养是中医保健的一项重要措施,《黄帝内经·素问》中指出"食饮有节""谨和五味",《难经》云:"人赖饮食以生,五谷之味,熏肤、充身、泽毛。"《金匮要略》全面继承了《黄帝内经》《难经》之旨,认为饮食不但是后天气血生化之源，而且还具有补偏救弊的作用，与健康长寿息息相关。合理的饮食习惯可以预防疾病，强身健体，延年益寿；但饮食不节，或太过，或偏嗜，均可损害健康，引发疾病，如《金匮要略·脏腑经络先后病脉证》云：“檗饪之邪，从口入者，宿食也。”《金匮要略·禽兽鱼虫禁忌并治》云：“凡饮食滋味，以养于生，食之有妨，反能为害。”提出饮食要卫生，凡有毒、生冷、变质等食物，不可食用。另外果实蔬菜也要因人、因时，有所选择，并适量而止，而不可过食，如《金匮要略·果实菜谷禁忌并治》认为“桃子多食令人热”“梅多食，坏人齿”“李不可多食，令人胪胀”“橘柚多食，令人口爽，不知五味”“梨不可多食，令人寒中”“樱桃杏多食，伤筋骨”“胡桃不可多食，令人动痰饮”“生枣多食，令人热渴，气胀”等。食药同源，果实菜谷与药物一样，有四气五味、升降沉浮的性能，因而饮食也应顺应四时节令，如《金匮要略·果实菜谷禁忌并治》指出：“正月勿食生葱，令人面生游风。二月勿食蓼，伤人肾……十一月、十二月勿食薤，令人多涕唾。四季勿食生葵，令人饮食不化，发百病。”其所谈及的食物并非绝对不可服用，但其精神实质，对于养生保健是有益的。

(3) 未病先防，既病防变。首先是顺应自然规律，防病于“未生”，这是中医养生的最高原则，而且还贯穿于中医对疾病的诊断和治疗中。如《金匮要略·脏腑经络先后病脉证》中指出：“若五脏元真通畅，人即安和。客气邪风，中人多死。”具体体现在养生方面，如“更能无犯王法，禽兽灾伤，房室勿令竭乏，服食节其冷热苦酸辛甘，不遗形体有衰，病则无由入其腠理”，此谓之治未病含义之一。二谓当疾病处于感而“未发”，但已出现某些征兆时，如在机体的特定部位出现异常表现时，即采取早期诊断，早期治疗。例如，该篇“若人能养慎，不令邪风干忤经络，适中经络，未流传脏腑，即医治之，四肢才觉重滞，即导引、吐纳、针灸、膏摩，勿令九窍闭塞”，这种“治未发”亦谓之“治未病”。在发作之前，先行一步，予以截断，防止表病传里。三谓病虽已发，依其传变规律，当传而未传之时，抓紧治疗“治未传”亦谓之“治未病”。例如《金匮要略·脏腑经络先后病脉证》第一条“见肝之病，知肝传脾，当先实脾”，治未病是在中医整体恒动的指导下贯穿养生、诊断、治疗、预后全过程的一项重要的防治法则。

(4) 节制房事，保养精气。饮食男女，属于人的正常生理需求，贵在节而有度。《金匮要略》中记载了许多因房劳而致的一些疾病，如《金匮要略·血痹虚劳病脉证并治》云：“夫男子平人，脉大为劳，极虚亦为劳”，该书多次谈到“男子”二字，并非指该病单纯为男性所有，而是蕴含了房劳伤肾的意思。同样如“夫失精家，少腹弦急，阴头寒，目眩，发落，脉极虚芤迟”。《金匮要略·黄疸病脉证并治》云：“黄家日晡所发热，而反恶寒，此为女劳得之。膀胱急，少腹满，身尽黄，额上黑，足下热，因作黑疸。其腹胀如水状，大便必黑，时溏，此女劳之病，非水也。”而痰饮、水气、消渴等病亦与房事过度有关。故张仲景提出“房室勿令竭乏"的养生之法，强调节制房事，保养精气，以延年益寿。

(5)安胎养胎，优生优育。其思想主要体现在防病治病以保胎、杜绝劣胎、饮食禁忌等方面。《金匮要略》本着《黄帝内经》"有故无陨"的思想，对妇人妊娠期间出现的恶阻、腹痛、下血、小便难、水气等病提出了详细的论治和调理方法，以使疾病去而胎得以正常发育。张仲景亦从优生的角度提出了中断妊娠、杜绝劣胎的主张，如《金匮要略·妇人妊娠病脉证并治》曰："妇人得平脉，阴脉小弱，其人渴，不能食，无寒热，名妊娠，桂枝汤主之。于法六十日当有此证，设有医治逆者，却一月，加吐下者，则绝之。"妇人妊娠期间多见呕吐、不能食等恶阻之症，若经调治一段时间后，症状未除，又添吐泻，可知脾胃已伤，气血生化乏源，胎失营养，易致胎动不安，或堕胎，或劣胎，故应果断地中断妊娠。

总之，《金匮要略》的养生思想是在整体恒动的自然观与生命观的指导下，以脏腑经络为基础，通过全方位的养生，实现顺应自然、形体健康、适应社会的养生模式，形成了独具特色的中医学养生观和养生模式，并成为中医学理论体系的一个重要组成部分，对后世养生学的发展及当代中医养生学的研究有很好的指导意义。

3.《伤寒论》

(1)饮食养生。中医饮食养生方法是用四气五味、升降浮沉的观点认识食物，是一种宏观的方法，不似现代营养学主要通过现代科学手段分析认识饮食物的化学成分，是一种微观的方法。中医饮食养生强调因时、因地、因人而异地正确选用饮食，提倡五味合和，主张节制饮食。

(2)顺天养生。张仲景很重视天地阴阳变化、寒暑消长对人的影响，主张人应该顺应四时阴阳以养生，而不可逆之，否则便会产生疾病，如《伤寒论·伤寒例》说："此君子春夏养阳，秋冬养阴，顺天地之刚柔也。"

(3)避邪养生。宋朝陈元靓说："养生以不损为延命之术，不损以有补为卫生之径。居安思危，防未萌也。不以小恶为无害而不去，不以小善为无益而不为。"张仲景也提出了这样的养生原则，他在《金匮要略》中说"客气邪风，中人多死"，善养生者，要谨慎小心。"若人能养慎，不令邪风干忤经络"，便能防病于未萌，此是养生的最基本的措施。

(4)调神养生。张仲景对"唯名利是务"是极不赞同的，也就是说张仲景期勉世人不唯名利，无私、寡欲才能到达清静的境界，而保持思想清静，便能达到调养精神、祛病延年的目的。

(5)爱心养生。张仲景在《伤寒论》中批评当时的一部分居世之士"进不能爱人知人，退不能爱身知己"。张仲景提出了"爱"的观念。儒家崇仁，仁者爱人。爱人即仁，人与人之间的相互亲爱就是仁。《论语·雍也》及《礼记·中庸》中均记载了孔子关于"仁者寿"的观点，认为仁慈的人，有爱心、心地善良的人，能享长寿。

张仲景的养生方法分布于《伤寒论》《金匮要略》各篇，时隐时现，既有少许明白晓畅的文字论述养生方法，如"若人能养慎，不令邪风干忤经络。适中经络，未流传脏腑，即医治之。四肢才觉重滞，即导引、吐纳、针灸、膏摩，勿令九窍闭塞"；也有需要读者悟解乃得的内容，如"五劳虚极羸瘦，腹满不能饮食，食伤，忧伤，饮伤，房室伤，饥伤，劳伤，经络营卫气伤"。既曰食伤、忧伤，那么避免食伤、忧伤就应该成为养生的原则和方法。张仲景的养生方法是全方位的，虽然不具体，但是从纲要上讲，却是全面的，其内容包括饮食养生、运动养生、调神养生、房事养生、顺时养生、避邪养生等。

4.《备急千金要方》

(1)珍惜生命胜千金。孙思邈的养生学思想，是在继承《黄帝内经》等中医学经典理论的基础上发扬光大而形成的，他完全赞同《黄帝内经·素问》"天覆地载，万物悉备，莫贵于人"之说，认为"人命至重，有贵千金"。《孙真人卫生歌》中有"天地之间人为贵，头象天兮足象地。父母遗体宜保之，箕畴五福寿为最"，道明了在天地之间，人是最为宝贵的，充分阐明了在中医养生保健活动中的生命观。

孙思邈的养生保健思想，受到我国易学、道家、儒家等的深刻影响，尤以道家为主，以上所述，正是道家这种思想的集中反映，从字里行间都能体现出孙思邈"以人为本"的中医养生学理念，这也是我们当今从事养生保健工作必须遵循的首要原则。

(2)未病先防保元气。中医养生以延年益寿，关键在于治未病，具体包括三个方面的内容：未病先防、已病防变、愈后防复。孙思邈在继承先贤这些传统认识的基础上，又提出了自己的养生观点，指出"善养性者，则治未病之病""性既自善，内外百病皆悉不生，祸乱灾害亦无由作，此养性之大经也"，由此可见平日养生保健以提高人体抗病能力的重要性。

对于防患于未然，孙思邈认为"死者不可生也，亡者不可存也。是以至人消未起之患，治未病之疾，医之于无事之前，不追于既逝之后"，他不但在《备急千金要方》中详细记载了各种养生防病的方法，而且强调采用气功、按摩、导引、针灸防治疾病的重要意义。通过不同形式的养生活动，可以有效提高人体的抵抗力，从而达到延年益寿的养生目的。

在人的生命和健康之中，精、气、神的旺衰直接发挥着决定性的作用，孙思邈对此非常重视，提出了"啬神""爱气""养形戒房室"的保精理念。《孙真人卫生歌》中说："卫生切要知三戒，大怒大欲并大醉；三者若还有一焉，须防损失真元气。"由此可见，想尽一切办法尽可能保护人的"三宝"不受损失，理应是养生延年的重要途径。人体就像一盏油灯，精气神如同灯里的油，储存得越多，油灯就熄灭得越慢，寿命就会越长，保精以养生的道理与此相同，不可不知!

（3）适当运动不过劳。生命贵在运动，适当的身体锻炼绝对是一种养生强身的好方法。然而，与世界上的任何事情一样，凡事都要把握好度，运动健身也是如此。孙思邈根据自己的养生经验，提倡动静结合保健法，他说："养性之道，常欲小劳，但莫大疲及强所不能堪耳。且流水不腐，户枢不蠹，以其运动故也。养性之道，莫久行久立，久坐久卧，久视久听。盖以久视伤血，久卧伤气，久立伤骨，久坐伤肉，久行伤筋也。"所陈述的就是关于运动量的掌握问题。动静结合的好处，既能使人体的气血运行通畅，也能使新陈代谢旺盛，从而有效地提高人体的健康水平。

孙思邈是我国医学史上少有的百岁老寿星，本身就有极其丰富的养生经验。比如他常常坚持在鸡鸣时分起床，梳头洗漱，按摩颜面，叩齿咽唾，加之经常在山中空气清新之地练习太极拳、八段锦等，确实是按照动静结合的原则来进行锻炼养生的，所以取得了显著的养生效果。《孙真人卫生歌》中说："食后徐行百步多，手摩脐腹食消磨；夜半灵根灌清水，丹田浊气切须呵。"实为养生真言，值得我们重视。

也许有人会说，对于绝大多数体力劳动者来说，运动锻炼就不是那么重要了，其实这个看法是不正确的，因为体力劳动和体育锻炼在严格意义上讲是两回事。前者常常是一种动作的反复进行，仅仅局限性地活动了肌肉，而后者是根据各人的不同情况，整体性地强化了气血，具有全面而均衡的养生保健作用，不可简单地将两者混为一谈，孙思邈在其专著中对此也有一定的认识，难能可贵。

（4）辨证施膳重食疗。《备急千金要方》在前人研究的基础上，又较为详细地论述了饮食养生的问题，分别体现在"服饵""劳复""服食""食治"等篇章之中。孙思邈十分重视食疗在养生保健中的核心地位，言："食疗不愈，然后命药……济命扶危者，医也；安身之本，必资于食；救疾之速，必凭于药；不知食宜者，不足以存生也；不明药忌者，不能以除病也……是故食能排邪而安脏腑，悦神爽志以资气血。"也就是说，食物是人体营养的根本所在，人只有得到食物的供养，才能抵御病邪，健康长寿。

（5）改善环境讲卫生。人是生活在天地之间的一种高级动物，其所处的周边环境同样对人的健康及寿命有着不可低估的影响，孙思邈在这方面有着较为深刻的认识。《备急千金要方》提到："凡居处不得过于绮靡华丽，令人贪婪无厌，损志，但令雅素、清洁、能免风雨暑湿为佳"，就是针对居处环境而言的。

首先，在居住环境方面，孙思邈要求大家尽可能住在地势较高、空气清新、湿气不甚、寒温合宜之处，以避免不良的气候环境伤害身体，也就是主张选择"人野相近，心远地偏，背山临水，气候高爽，土地良沃，泉水清美"的地方居住。

其次，在自身卫生方面，孙思邈告诫人们要注意清洁卫生，平时应当常洗脸、常擦身、坚持按摩眼目，漱洗牙齿，注意不要用凉水洗澡；在衣着方面，不一定绫罗绸缎就好，但应当朴素宽大、干净整洁，即"衣服但粗缦，可御寒暑而已，第一勤洗浣，以香沾之，身数沐浴，务令洁净，则神安道胜也。"

再则，在生活习惯方面，孙思邈要求人们应当尽量保持好的习惯，如不要随地吐痰、保持较好的睡眠姿势（"睡作狮子卧"），先卧心而后卧眼，有劳有逸，从而达到理想的养生结果。

最后，在日常饮食卫生方面，孙思邈要求人们"勿食生菜、生米、小豆、陈臭之物""勿饮浊酒，食面，使塞气孔""勿食生肉伤胃，一切肉惟需煮烂，停冷食之""食毕当漱口数过""令人牙齿不败口香"，同时注意不可过食五味之偏，以防内伤脏气。

5.《寿世保元》

(1) 饮食宜温。饮食养生，从小事做起。"凡以饮食，无论四时，常欲温暖。夏月伏阴在内，暖食尤宜。"此条在《寿世保元》中首先被提出，说明其作者对此之重视。在日常生活中，人们对温食不太注意。而中国人千年饮食习惯，造就了中国人与西方人不同的身体素质，温食才更适宜国人体质。在消化道内，食物的消化过程在接近体温的温度下进行，若在寒冷条件下进食凉菜饭，会影响消化，而热食则有利于人体对食物营养的吸收。人们在秋冬季比较习惯趁热吃饭，而夏天气候炎热多雨，暑热闷湿的感觉常使人食欲不振，人们多喜欢进食生冷寒凉之品，觉得如此饮食入口比较凉爽舒服，不太注意温食，过度食用冷的饮食，就会伤害脾胃，造成夏季腹泻、胃肠型感冒患者激增。夏季暴食冷饮，可导致胃肠道血管迅速收缩，血流变慢，生理功能失调，影响人体对食物的消化功能。另外，劳动或运动后，人的咽喉部处于充血状态，若突然遇到冷的刺激，会使咽喉部机能紊乱，引起疼痛和声音嘶哑等局部症状，故夏季饮食，生冷一定要适度，最宜温食清淡去暑少油之品，以护脾胃。不可为逞一时口腹之快，而留后患，自伤身体。

(2) 食后不可卧。食后要动，"养生之道，不欲食后便卧及终日稳坐，皆能凝结气血，久即损寿"。作者观点也符合古语所言，"饭后百步走，能活九十九"。饭后适宜的运动能促进血液循环，改善人体各个系统的功能，加快胃肠蠕动，使消化液分泌增加，提高消化系统的生理功能，利于身体健康，故建议"食后常以手摩腹数百遍，仰面呵气数百口，趑趄缓行数百步，谓之消化"。

(3) 食后不过动。虽然食后要动，以防气血凝滞，但不可运动过量，即饭后不可做剧烈运动，会影响脏腑功能，造成消化系统疾病。例如，急性阑尾炎、肠痉挛等常发生于饭后剧烈运动之后。《寿世保元》中也列举了一些不宜饭后做的运动，如"食饱不得速步走马，登高涉险，恐气满而激，致伤脏腑"。

（4）不可夜食。现代人在工作之余，晚上常去吃夜宵，这是不利于健康的。傍晚胰岛素含量上升到高峰，使血脂转化成脂肪存在腹壁下而发胖。而且晚上活动少，血流速度缓慢，大量血脂容易沉积在血管壁，易形成动脉粥样硬化。脾主运化，入夜后非脾所主，故致宿食停滞，脾主四肢，反映在机体的病变之一就是四肢不利。《寿世保元》中是这样解释的："不欲夜食，脾好音声，闻声即动而磨食。日入之后，万响俱绝，脾乃不磨食之即不易消，不消即损胃，损胃即翻，翻即不受谷气。谷气不受，即坐卧袒肉操扇，此当毛孔尽开，风邪易入，感之令人四肢不遂。"

（5）适时、适量饮食。要求饮食适时、适量，不能过饥、过渴时进食、饮水。《寿世保元》中对此是这样描述的："不欲极饥而食，食不可过饱，不欲极渴而饮，饮不可过多。食过多，则结积；饮过多，则成痰癖。故曰，大渴不大饮，大饥不大食，恐血气失常，卒然不救也。"这也与现代观点一致，即饮食应当有节制，不可暴饮暴食，主张每餐宁少勿多，要适度。若在短时间内突然大量进食，食物停滞于胃肠，加重胃肠负担，就会导致疾病。人们如果每日三餐都能定时定量，则有利于脾胃对食物的消化吸收。

（6）养生养内。《寿世保元》中提到："善养生者养内，不善养生者养外。养内者以恬脏腑，调顺血脉，使一身之流行冲和，百病不作；养外者恣口腹之欲，极滋味之美，穷饮食之乐，虽肌体充腴，容色悦泽，而酷烈之气，内蚀脏腑，精神虚矣。安能保合太和，以臻遐龄。"该书作者认为内在脏腑精神的调养才可使人远离疾病，健康长寿。但如何能内在调理，笔者认为可以从以下五个方面做起。

第一，顺应四时规律。四时气候变化无常，人们只有顺应时节来饮食、着装、运动，才能健康长寿。例如，春季饮食宜适度辛散，减酸增甘。辛味有助于推陈出新，甘味有利于肝脏阴血的保养；衣着宜下厚上薄，保护阳气生发之根；多做户外运动，可以郊外踏青，远足爬山等，以放松减压，疏理肝气。

第二，注意劳逸结合。劳逸结合体现在两方面，即劳动和休息相结合，体力劳动和脑力劳动相结合，以保康健。

第三，精神乐观舒畅。多想开心事，善于解脱烦恼，正如俗语所言"笑一笑十年少"。笑口常开，则气血通畅，生机旺盛，有益于身心健康。

第四，适宜锻炼。锻炼强度要适宜，要形神兼练，使机体内外和谐，气机调达。

第五，淡泊名利。当今社会竞争激烈，物欲横流，若想颐养天年，则需淡泊名利，清心寡欲。

二、中医关于森林康养的论述

中医在森林康养很多方面都有所论述，如森林疗养、本草及人与环境的整体观等。

(1) 在森林疗养方面,森林疗养是正统治疗手段之外的替代治疗手段或补充治疗手段,而中医近年来也被纳入此列,中医与森林疗养有着天然的联系,中医中的很多疗法如中草药疗法等,都可用于森林疗养。然而从清末以来,西方医学快速发展,中医因局限在自身的狭小世界里,逐渐落后于西方医学,并被列入替代治疗手段。因此,森林疗养在推广过程中,需秉承中国特色,发挥中国医学优势,并大胆创新,中西合用,拓展森林疗养的方式。森林疗养不是将医院搬到森林,不是构建森林医院,而是发挥森林资源的优势,将其用于健康管理服务。森林疗养所用药材为森林资源和森林环境,尤其是温湿度、森林挥发物、森林资源提取物等,通过体感、口服、鼻嗅、涂擦等方式作用于人体,还包括森林颜色、树木形状等具有心理作用的因素;所用手段为各类疗法活动,如森林食疗、森林作业疗法等,并非手术;所需硬件包括步道、监测设备等,并非病床。因此,发展森林疗养,应关注森林资源本身具有的健康服务的潜力和功能,提升森林疗养的核心竞争力。

(2) 在本草方面,本草即中草药类,中医对中草药灵活的运用对森林康养的贡献是不可小觑的。中草药种类数目繁多,中医则可以在茫茫药海中找到适宜的药物,并且通过望、闻、问、切四诊和辨证论治为病人治病,解决病人的苦难。因此,中医对本草的价值发挥产生了巨大作用,本草又为中医治好病奠定了基础,中医和中药产生了密不可分的关系。森林康养则需要中医和中药的共同作用,从而更好地发展下去。

(3) 在人与环境的整体观方面,中医将整体观分为人体自身的整体观和人与环境的整体观。

第一,人体自身的整体观。以五脏为中心,脏腑、经络、气血、津液的统一。人体以五脏为中心,通过经络,将六腑、九窍、五体、四肢百骸等联系为一个整体,气血和津液是滋养机体的源泉,经络是气血、津液运行的通道,脏腑、经络、气血、津液形成一个复杂而严密的信息网络结构,各司其职,共同完成机体整体的生理活动,而人的生命就在其中。《黄帝内经》记载"心者,君主之官也,神明出焉……凡此十二官者,不得相失也"。以上这十二官虽有分工,但其作用应该协调而不能相互脱节。《金匮要略》提到"见肝之病,知肝传脾,当先实脾",这是对治未病的典型举例,也体现了中医五脏的整体观。又如临床常见的肝火亢盛可表现为面红目赤等,有诸内必行诸外,查其外候能知病之所在,是中医整体观指导下的辨证方法对于疾病的治疗。

《说文解字》将形解释为"象形",即有象可查的物质。中医学中的形,主要指气血津液、脏腑经络、躯体肌肉等生物机体或生命物质及其所进行的机能活动。神不仅是指脏腑的机能表现,一般还泛指精神魂魄、感觉思维、性志情欲等各种心理活动。我国思想家荀况早在公元前 300 年就在其著作《荀子·天论》中提出"天职既立，天功既成，形具而神生，好恶喜怒哀乐臧焉，夫是之谓天情"，并从唯物主义角度全面系统阐述了人的心神与形体之间的关系。《黄帝内经》提出了知、情、意等心理概念及"五志说"，阐述了心理与生理之间的关系及心理因素在躯体疾病发生发展中的作用等问题。"形神合一"理论可以主要概括为三点：第一，形体先于精神而存在，即形体第一性、精神第二性的唯物观；第二，形在功能上是物质基础，神则属于机能和作用的范畴，神相对于形来说具有能动性；第三，形与神不可分离，两者相互依存，相互作用。《黄帝内经·素问·宣明五气篇》提出"心藏神，肺藏魄，肝藏魂，脾藏意，肾藏志，是谓五藏所藏。"由此可见，在心神的主导下，特定的心理活动归属于特定的脏腑，脏腑是情绪的载体，情绪是脏腑生理活动的外在表现。形、神对立是生命运动的基本矛盾，而形、神统一则是生命存在的基本特征。

　　第二，人与环境的整体观。人与环境的整体观可分为人与自然环境的整体观和人与社会环境的整体观。

　　人与自然环境的整体观指人禀天地之气而生，机体的一切身心活动、新陈代谢等均被一年四季春温、夏热、秋凉、冬寒的气候变化，以及节气改变所调控，故《黄帝内经·素问·宝命全形论》提出"天覆地载，万物悉备，莫贵于人，人以天地之气生，四时之法成"，是讲人的生命活动受天地变化影响，和自然界春夏秋冬的规律一样成长。同样，一日之内昼夜晨昏的变化对人体生理也有不同的影响，如《黄帝内经·素问·生气通天论》提到"平旦人气生，日中而阳气隆，日西而阳气已虚，气门乃闭"。另外，疾病的轻重变化也受一天昼夜阳气消长变化的影响，如《黄帝内经·灵枢·顺气一日分为四时》提到"春生，夏长，秋收，冬藏，是气之常也……朝则人气始生，病气衰，故旦慧；日中人气长，长则胜邪，故安；夕则人气始衰，邪气始生，故加；夜半人气入脏，邪气独居于身，故甚也"。

　　人与社会环境的整体观是指良好的社会环境、有力的社会支持、融洽的人际关系，有利于身心健康。而不利的社会环境，可影响身心机能，危害身心健康。人类遵循古人教诲，顺应四时之气而养生，"所以圣人春夏养阳，秋冬养阴""虚邪贼风，避之有时"。《伤寒论序》中提到"余宗族素多，向余二百。建安纪年以来，犹未十稔，其死亡者，三分有二"则是讲社会的动荡以及经济的恶化均不利于人民稳定的生活。《黄帝内经·素问·疏五过论》中有以下描述："凡未诊病者，必问尝贵后贱，虽不中邪，病从内生，名曰脱营。尝富后贫，名曰失精，五气留连，病有所并。"中医在诊病之前有必要先询问患者以了解其生活情况。"尝贵后贱"可致"脱营"病，"尝富后贫"可致"失精"病，"故贵脱势，虽不中邪，精神内伤，身必败亡；始富后贫，虽不伤邪，皮焦筋屈，痿躄为挛"。

　　森林康养不仅体现在过去生活的方方面面，现在及将来会一直存在于我们的日常生活中，现代中医也对森林康养进行了诸多探索。

三、现代中医森林康养的探索

进入 21 世纪之后，健康产业对全球经济的发展和社会的进步起到了重要的作用。在发达国家，健康产业已占据 GDP 的 10% 以上，而在我国只占 4%～5%，比许多发展中国家都要低。目前，泰国、印度、新加坡、马来西亚、菲律宾占据了世界医疗旅游地的前五名，其主要特色也是与本国传统医药文化相结合，如印度的瑜伽、泰国的推拿按摩等，在国际上获得了广泛的认可。中医药作为我国的国粹之一，已经传播到全球 170 多个国家和地区，获得了广泛的认可。中医药在健康养生方面有着独到的优势，其所主张的天人合一、顺应自然的理论越来越多地被大众所接受，因此中医养生具有极大的发展潜力。

1. 森林康养现状

2021 年 1 月国家林业和草原局发布的数据显示，"十三五"时期，我国森林旅游蓬勃发展，游客总量达 75 亿人次，创造社会综合产值 6.8 万亿元。从 2017 年开始，森林旅游创造社会综合产值超过万亿元，成为林草业三大支柱产业之一。当前，国家正大力推进健康中国建设，国家林业和草原局《林草产业发展规划（2021 —2025 年）》提出，到 2025 年，生态旅游年接待游客量达 25 亿人次，国家森林步道总里程超过 35000 公里。因此，能充分利用得天独厚的森林风景资源和优良的生态环境的森林康养具有很大的发展潜力。而我国目前的森林康养依然处于初始阶段，比较著名的有松山国家自然保护区，陕西石门山国家森林公园和诸葛营森林公园等。这些森林康养基地都借助自身的优势（如丰富的中药材资源、鸟类资源等），在森林康养方面取得了一定的成就，但仍有不足之处，如没有完善的环境监测设备、养生项目较为单一等。

2. 中医药与森林康养结合的探索

中医养生与森林康养有着天然的契合性，中医森林康养是以森林生态为基础，中医药配合森林生态进行养生的一种技术手段。从中医药角度来说，森林生态康养主要是通过五大途径——目视（森林绿色生态）、耳闻（山风声、松涛声）、鼻嗅（植物芳香精油、花香等）、口吸[负(氧)离子、新鲜空气等]、肤触（凉爽、温润的空气）达到康养目的的。这五个森林生态方面的作用，共同对人体健康产生影响。首先，对于正常人群、亚健康人群可以在森林步道及森林生态康养环境下，运用以八段锦、太极拳、吐纳呼吸为主的导引术等中医药方法，让其尽量多地吸取森林生态的植物康养精华，改善呼吸和睡眠，缓解精神压力。其次，由于森林生态康养皆是通过森林自然生态康养要素对于人体五官及皮肤的影响来进行的，考虑到皮肤病患者和痰湿、气滞血瘀等受试对象的相关因素会影响森林生态康养环境对于人体五脏六腑及气血阴阳平衡的作用效果，中医可以使用传统的灸疗、拔罐、刮痧以及以中草药煮茶为主的茶疗调理等传统医学手段，开展森林生态康养。

第二节　中医森林康养关键技术

一、艾灸

1. 灸法起源

灸法是温热疗法，随着火的应用而萌芽，然后在实践中不断发展(图7-1)。古人在用火取暖时，偶然发现火的灼伤治疗了某种病痛，从而得到烧灼治病的启示，这就是灸法起源。人们最早用树枝、柴草施灸，后来逐渐采用艾为主要施灸材料，因为艾气味芳香、性温易燃、火力和缓，且随处可见。《左传》记载，晋景公病，秦国太医令医缓诊："疾不可为也。在肓之上，膏之下，攻之不可，达之不及，药不至焉。"晋杜预注："攻"指艾灸，"达"指针刺。

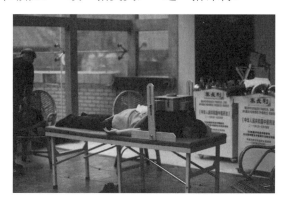

图7-1　艾灸

2. 艾灸作用

《黄帝内经·素问·异法方宜论》记载："脏寒生满病，其治宜灸焫。"《扁鹊心书》记载："真气虚则人病，真气脱则人死，保命之法，灼艾第一。"《黄帝内经·灵枢·刺节真邪》记载："脉中之血，凝而留止，弗之火调，弗能取之。"《扁鹊心书·须识扶阳》记载："人于无病时，常灸关元、气海、命门、中脘，虽未得长生，亦可保百年寿矣。"说明灸法可温经散寒、扶阳固脱、消瘀散结、保健，可治疗寒凝血滞、寒湿痹痛、痛经，脱证、遗尿、脱肛、带下、崩漏以及乳痈初起、瘰疬、瘿瘤等疾病，亦可增强体质。

3. 艾灸康养

《诸病源候论·小儿杂病诸候》曰："河洛关中土地多寒，儿喜病痉。其生儿三日，喜逆灸以防之，又灸颊以防噤。"《医说·针灸》记载："若要安，三里莫要干。"《备急千金要方·针灸上》说："凡入吴蜀地游宦，体上常须两三处灸之，勿令疮暂瘥，则瘴疠温疟毒气不能著人也。"说明艾灸可强健身体，灸足三里、中脘等穴，可使胃气盛，灸关元、气海等穴可使人精气足，精血充，增强抵抗力。

二、刮痧

1. 刮痧起源

刮痧的起源可追溯到旧石器时代，患病时人们会用手或石片捶击或摩擦身体患病部位，发现可以缓解疾病，后经过长期发展，形成了刮痧疗法(图7-2)。刮痧疗法是以中医脏腑经络学说为理论指导的一种治疗方法，有完整的手法和工具，适宜病种广泛，可治疗又可保健。清代的《痧胀玉衡书》是刮痧疗法具有代表性的著作，其中记载："背脊颈骨上下及胸前胁肋、两背肩臂痧，用铜钱蘸香油刮之，或用刮舌刡子脚蘸香油刮之。头额、腿上痧，用棉纱线或麻线蘸香油刮之。大小腹软肉内痧，用食盐以手擦之。"

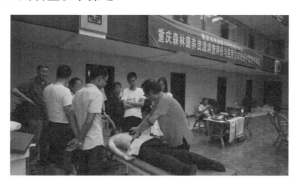

图 7-2　刮痧

2. 刮痧作用

刮痧可调节肌肉舒张和收缩，促进组织血液循环，增加血流量，起到活血化瘀的作用；刮痧板配合多种手法可提高局部组织痛阈，还可刺激络脉之皮部，刺激可经皮部传达到深部静脉，解除肌肉紧张痉挛，消除疼痛，起到活血化瘀、舒筋活络的作用。例如，刮痧既可抑制肠蠕动亢进者的肠蠕动，又可促进肠蠕动功能减退者的肠蠕动。刮痧时会使皮肤出痧，此时局部组织高度充血，血管扩张，血液和淋巴液流速加快，起到增强抵抗力的作用。

3. 刮痧康养

现代人饮食、生活、工作等多方面不规律，从而肠胃负担大、身体运动少、睡眠不足等，很容易出现疲劳、代谢紊乱、内分泌紊乱等症状，形成亚健康状态，而刮痧可以增强免疫力，是一种非常适合现代人养生的方法。

三、拔罐

1. 拔罐起源

拔罐疗法最早见于湖南马王堆汉墓出土的《五十二病方》，书中有以角治疗痔疮的记载。在唐代，拔罐疗法已成为一门比较完整成熟的学科。纵观历史，汉、晋、唐、宋、明代虽然在罐器制作与选材以及吸附方法等方面都有所发展，但在临床方面仍以治疗疮疡外科疾病为主。清代拔罐疗法在各方面均有长足发展。

2. 拔罐作用

拔罐属于中医传统疗法之一，俗称"拔火罐"，是以罐为工具，利用燃烧、挤压等方法排除罐内空气，造成负压，使罐吸附于体表特定部位(患处、穴位)，产生广泛刺激，形成局部充血或瘀血现象，从而达到辅助治疗、强壮身体的目的(图7-3)。

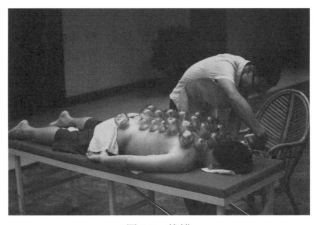

图 7-3 拔罐

3. 拔罐康养

拔罐疗法的预防保健作用又包括健康保健预防与疾病防变两类。拔罐在临床治疗方面，从单纯吸拔脓血治疗疮疡外科疾病发展到现在能治疗内、妇、儿、外、骨伤、皮肤、五官等科数百种病症，尤其用于治疗落枕、肩颈部疾病、感冒、咽喉疼痛、头痛等。拔罐还广泛用于日常保健，像减肥、预防消化不良、缓解疲劳等方面，效果非常明显。因为它具有操作容易、无副作用等优点，深受广大群众喜爱。

四、推拿

1. 推拿起源

《黄帝内经》有云："经络不通；病生于不仁，治之以按摩"，说明按摩有疏通经络的作用。推拿又称按摩，是以中医的脏腑、经络学说为理论基础，并结合西医的解剖和病理诊断，借助手法作用于人体体表的特定部位以调节机体生理、病理状况，达到理疗目的的方法，从性质上来说，它是一种物理治疗方法。

2. 推拿作用

现代医学认为，推拿手法为机械刺激，通过将机械能转化为热能的综合作用，提高局部组织的温度，促使毛细血管扩张，改善血液和淋巴循环，使血液黏滞性减小，降低周围血管阻力，减轻心脏负担，故而起到强身健体的作用。

3. 推拿康养

明代罗洪在《万寿仙书》里说："按摩法能疏通毛窍，能运旋荣卫。"这里的"运旋荣卫"，就是调和气血之意。因为按摩就是以柔软、轻和之力，循经络、按穴位，施术于人体，通过经络的传导来调节全身，借以调和营卫气血，增强机体健康。保健推拿是从健康的角度用推拿的方法减轻身体的疼痛来放松肌肉，达到健体强身的目的。这种简便而又经济的外治疗法深受广大群众的欢迎。

五、茶疗

1. 茶疗起源

《茶经》云："茶者，南方之嘉木也……茶之为饮，发乎神农氏。"茶起源于中国，中国人早在神农时期就开始饮茶，延续至今。《神农本草经》中记录："神农尝百草，一日遇七十二毒，得茶而解之。"茶进入人类社会最初是作为药用。茶疗，是根植于中医药文化与茶文化基础之上的一种养生方式，是以中药原植物叶片，结合中药与茶叶炮制方法，制作成茶叶形态，它同时具备中药的治疗养生效果与茶叶的形、色、香、味，具有实效性、安全性、享受性及便捷性四大优点(图7-4)。

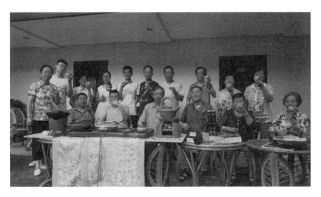

图 7-4　茶疗

2. 茶疗作用

《神农食经》载有："茶茗久服，令人有力悦志。"唐代刘贞亮曾说："茶有十德，以茶散郁气，以茶驱睡气，以茶养生气，以茶除病气，以茶利礼仁，以茶表敬意，以茶尝滋味，以茶养身体，以茶可行道，以茶可雅志。"这说明茶疗不仅能保养身体，更能调养情志。现代都市生活节奏快，大多数人长期处于亚健康状态，茶疗这种将中药与茶相结合的养生保健方式为大众提供了便捷。而且常饮茶还能利头目、解热毒以及安心神。

3. 茶疗康养

《本草拾遗》记载："上通天境，下资人伦，诸药为各病之药，茶为万病之药。"茶叶含有茶多酚、咖啡碱等成分，再加入适量中药组成茶疗复方，丰富了单味茶疗的作用，养生保健，是一种健康便捷的现代康养方式。随着人们保健意识的日益增强，针对不同康养需求也衍生出了多种功效不同的茶疗复方。

六、食疗

1. 食疗起源

《黄帝内经·素问·五常政大论》主张："大毒治病，十去其六；常毒治病，十去其七；小毒治病，十去其八；无毒治病，十去其九。谷肉果菜，食养尽之，无使过之，伤其正也。"这说明早在战国时期，人们就对食疗养生十分重视。食疗是以中医学辨证论治和整体观念为基础，将食物作为药物，运用方剂学原理进行施治。"食疗"一词起源于《备急千金要方·卷二十六·食治》："知其所犯，以食治之，食疗不愈，然后命药。"现代也将食疗称为饮食疗法，即利用食物来影响机体各方面的功能，使其获得健康或愈疾防病的一种方法，说明食物除了饱腹及营养作用外，还具药用价值。

2. 食疗作用

《黄帝内经·素问·宣明五气篇》载有"五味所入：酸入肝、辛入肺、苦入心、咸入肾、甘入脾，是谓五入"，说明五脏与五味息息相关。《黄帝内经·素问·五脏生成篇》云："多食咸，则脉凝泣而变色；多食苦，则皮槁而毛拔；多食辛，则筋急而爪枯；多食酸，则肉胝而唇揭；多食甘，则骨痛而发落。此五味之所伤也。故心欲苦，肺欲辛，肝欲酸，脾欲甘，肾欲咸，此五味之所合也。"再有《黄帝内经·素问·生气通天论》云："味过于酸，肝气以津，脾气乃绝；味过于咸，大骨气劳，短肌，心气抑；味过于甘，心气喘满，色黑，肾气不衡；味过于苦，脾气不濡，胃气乃厚；味过于辛，筋脉沮弛，精神乃央。"这说明五味偏嗜，容易导致疾病发生。其实，早在先秦时期，人们就已经懂得利用五味进行饮食调味，并依据当时的阴阳五行文化，创造出了五味调和的饮食理念。利用五味的不同功效，更好地发挥食物的疗养作用。

3. 食疗康养

张锡纯在《医学衷中参西录》中记载"食物，病人服之，不但疗病，并可充饥"。食疗康养，也成为现代人推崇的健康养生保健方法，通过对食物的合理搭配，达到预防及治疗疾病的目的。

七、吐纳及功法

1. 吐纳及功法起源

吐纳者，呼吸也。庄子云，"吹呴呼吸，吐故纳新……为寿而已矣"，意即吐出浊气，纳入人体所需之清气，以帮助培蓄人体内部之真气，达到修身养性、延年益寿之目的。上古时代先人即已掌握了健康长寿的秘诀——吐纳之术，包括"呼吸精气""食气""踵息"等。天地万物一体同根，人秉天命而生，人之生机依赖天地气机的升降辟阖，庄子所谓"通天下一气耳"。天人相通，亦借此"一气"。这恐怕是吐纳术产生的最早的思想根源。《吕氏春秋·先己篇》中，"用其新，弃其陈"明确地表达了生命呼吸的第一要义——吐出体内浊气，吸取外界精气。老子的"绵绵若存，用之不勤"以及"专气致柔，能如婴儿乎"之句表明了呼吸吐纳的真义，也是其较高境界的写状，并成为后世胎息理论的重要依据。

2. 吐纳及功法作用

从气功的角度讲，通过一吐一纳的深呼吸，能促进血液和淋巴液冲击而畅通起来，并恢复各神经系统之间的联系，各神经末梢也就连带振奋起来，直接或间接地刺激血管，肌肉遂因新陈代谢的改善而增进了营养，一些慢性病或内伤，就顺乎神经系统恢复正常的机能，达到不药而愈的效果。

总之，呼吸吐纳是人类的自然动律，深呼吸则顺其机能而延长之，以强身健体。

3. 吐纳及功法康养

毋庸置疑，深呼吸本身就是一种健康运动。深呼吸是相对于平时正常的"浅"呼吸而言的。从健身的角度讲，深呼吸加强了氧气的供应，也排出了大量的二氧化碳，在人体的新陈代谢交换过程中，起着巨大的强身祛病的作用。因为缓慢且有意识地深呼吸能提高体内碱性物质含量，同时使心脏跳动和血液循环加快，供给身体更多的氧气，血液将氧气和营养输送给全身的细胞，保持健康。另一方面，体内的废物和毒素通过深呼吸和汗液排出体外，使人体内的化学成分保持平衡，从而脱离亚健康。

八、情志养生

1. 情志养生起源

中医学将人的心理活动统称为情志或情绪，它是人在接触和认识客观事物时，人体本能的综合反映。合理的心理保健是人体健康的一个重要环节，具有重要价值，自古以来就被人类所关注。春秋战国甚至更早以前，诸子百家就有较精辟的论述。其中《管子》的《内业》篇，可以说是最早论述心理卫生的专篇。内，就是心；业，就是术。内业者，养心之术也。《管子》将善心、定心、全心、大心等作为最理想的心理状态，以这些作为内心修养的标准。早在两千多年前，《黄帝内经·素问·上古天真论》就提出了养生的观点："其知道者，法于阴阳，和于术数，食饮有节，起居有常，不妄作劳，故能形与神俱，而尽终其天年，度百岁乃去。"这之后经过历代医家和养生学者的不断努力拓展，逐渐形成了成熟、系统的养生学理论，其内涵丰富，经验独特，为中华民族的生生不息和繁荣昌盛做出了伟大的贡献。而情志养生，正是中华养生学中极其重要的一部分。人的情绪变化与脏腑的功能活动相关。正常的情绪活动有益于脏腑功能的表达，异常的情绪活动，特别是强烈、持久的情志刺激，可能导致脏腑功能紊乱、气机失调，从而产生疾病。

2. 情志养生作用

情志学说历史悠久，深邃独特，在病因、病机、生理、病理、诊断、治疗、养生等各个方面都有精妙的阐述和发挥。我国历史上有很多医家应用情志学说治愈了患者的心身疾病，留下了很多宝贵的医案。现代社会压力巨大，生活节奏加快，情志疾病的发病率有逐年上升的趋势。面对这样的客观现实，我们更应该深入和系统地研究情志学说，使其发扬光大。情志学说为各种心身疾病的预防和治疗提供了丰富的手段，对于提高我国人民的身心健康水平具有指导意义。

3. 情志养生康养

《黄帝内经》里情志养生注重形神一体，重在养神，即清除心中的杂念，让身心回归平静状态，以此恢复精神体力。《黄帝内经·素问·上古天真论》云："故能形与神俱，而尽终其天年，度百岁乃去。"《黄帝内经·素问·宝命全形论》更提出："凡刺之真，必先治神。"这说明调治病人的精神状态是治疗的首要条件和根本。《黄帝内经·素问·四气调神大论》教导人们要顺从自然界四季变迁的规律而调节情志，保养精神，春季"以使志生，生而勿杀，予而勿夺，赏而勿罚"，夏季"使志无怒，使华英成秀，使气得泄，若所爱在外"，秋季"使志安宁，以缓秋刑，收敛神气，使秋气平，无外其志，使肺气清"，冬季"使志若伏若匿，若有私意，若已有得"。如果逆反自然规律，则会"天地四时不相保，与道相失，则未央绝灭""故阴阳四时者，万物之终始也，死生之本也，逆之则灾害生，从之则苛疾不起"，会伤害脏腑，产生疾病。

第三节　中医森林康养技术标准

一、艾灸技术标准

1. 施艾的工具

施艾以艾叶作为主要灸料，《名医别录》记载："艾味苦，微温，无毒，主灸百病。"古代艾炷多为牛角形、圆锥形和纺锤形等。现代多用上尖下平的圆锥形艾炷，有大、中、小三种，大艾炷高约 1cm，直径约为 1cm，可燃 3～5min；中艾炷是大艾炷的一半；小艾炷如麦粒。艾灸条是将艾绒制作成艾条施灸。将艾绒 24g，在长 26cm、宽 20cm 的细草纸上平铺，然后卷成直径约为 1.5cm 的圆柱形艾卷，必须卷紧，再在外裹上质地柔软、疏松、坚韧的桑皮纸，胶水或糨糊封口。也可在艾绒中加入干姜、丁香、肉桂、独活、细辛、雄黄、白芷、苍术、乳香、没药、川椒各等分细末 6g，做成药艾条。

2. 灸法量学要素

灸法的量学要素包括艾炷大小和壮数、艾条施灸距离、施灸时间等。

《医宗金鉴·刺灸心法要诀》云："凡灸诸病，必火足气到，始能求愈，然头与四肢皮肉浅薄，若并灸之，恐肌骨气血难堪，必分日灸之，或隔日灸之，其炷宜小，壮数宜少。"《扁鹊心书》曰："大病灸百壮……小病不过三五七壮。"这说明要根据患者具体情况和施灸部位灵活决定刺激量。

《扁鹊心书·窦材灸法》："凡灸大人，艾炷须如莲子，底阔三分，务要坚实；若灸四肢及小儿，艾炷如苍耳子大；灸头面，艾炷如麦粒大。"艾炷计数单位为"壮"，即每燃完一个艾炷就称为"一壮"。艾炷大小一般按枣（橄榄）、莲子、玉米粒、苍耳子、麦粒计量。一般艾炷越大，刺激量越大；艾灸壮数越多，刺激量越大。每个穴位一般灸 3～7 壮。艾条施灸一般距离皮肤 2～3cm，度为不引起灼痛，时间多为 10～15min。一般艾条距皮肤越远，刺激量越小，越近，则刺激量越大；施灸时间越长，刺激量越大。一般初灸时每日 1 次，3 次后可改为 2～3 天 1 次，急性病可每日灸 2 次或 3 次。

3. 艾灸种类

（1）艾炷灸。将艾绒捏成大小不等的圆锥形，置于施灸部位点燃治病。艾炷灸又分为直接灸和间接灸。

第一，直接灸。将艾炷直接放在腧穴所在的皮肤表面施灸，又称为着肤灸、着肉灸。施灸时需把皮肤烧伤化脓，留有疤痕，称为瘢痕灸，施灸时先在皮肤上涂以少量大蒜汁，然后在腧穴上点燃艾炷施灸。艾炷每壮必须燃尽后易炷再灸。一般灸后 1 周左右，施灸处化脓形成灸疮，5～6 周后自行痊愈，结痂脱落留下瘢痕，临床上常用于治疗肺痨、哮喘、瘰疬等慢性疾病。施灸时无须皮肤烧伤化脓，不留疤痕，称为无瘢痕灸，施灸时先在皮肤上涂以少量凡士林，然后在腧穴上点燃艾炷施灸，当艾炷燃至剩 2/5 或 1/4，患者也感到微有灼痛时，易炷再灸，一般灸至皮肤红晕不起泡为度，临床上常用于一般虚寒性疾患。

第二，间接灸。指用药物或其他材料将艾炷与施灸皮肤隔开进行施灸，又称隔物灸。间接灸所用间隔药物或材料很多，如生姜、大蒜、食盐、附子饼等，根据隔物不同，可辅助治疗不同疾病。例如，隔姜灸是将鲜姜切成直径为 2～3cm、厚为 0.2～0.3cm 的薄片，置于施灸处，再把艾炷放在姜片上点燃施灸，以皮肤红润不起泡为度，有温胃止呕、散寒止痛的作用。隔蒜灸是将鲜大蒜头切成厚为 0.2～0.3cm 的薄片，置于施灸处，艾炷放在蒜片上点燃施灸，以皮肤红润不起泡为度，有清热解毒、杀虫之功效。隔盐灸是将干燥食盐填于脐部或再在盐上放一姜片，把大艾炷置于其上点燃施灸，连续施灸，不规定壮数，有回阳固脱之力。隔附子饼灸是将附子研成粉末，调酒做成直径为 3cm、厚为 0.8cm 的附子饼，置于施灸处，再放上艾炷点燃施灸，有温补肾阳之用。

(2) 艾条灸。艾条灸是指将艾绒制作成艾条进行施灸，可分为悬起灸和实按灸。

第一，悬起灸。将艾条悬放在距离皮肤穴位一定高度上施灸，使艾条不直接接触皮肤，为悬起灸。悬起灸可分为温和灸、雀啄灸、回旋灸。温和灸是艾条燃端距皮肤 2～3cm 进行施灸，一般每处施灸 10～15min，以患者皮肤有温热感而无灼痛感、皮肤出现红晕为度。雀啄灸是施灸时艾条燃端与施灸处皮肤不固定在一定距离，像鸟雀啄食一样，一上一下活动施灸。回旋灸是艾条燃端与施灸处皮肤保持一定距离，然后向左右方向移动或反复旋转施灸。温和灸多辅助治疗慢性病，雀啄灸、回旋灸多辅助治疗急性病。

第二，实按灸。将点燃艾条隔棉纸或隔布数层实按在皮肤穴位上，使热气透入皮肉深部，为实按灸。实按灸分为太乙针灸和雷火针灸。太乙针灸是将艾绒 150g 铺在 40cm 见方的桑皮纸上，再将人参 125g、山羊血 90g、千年健 500g、钻地风 300g、小茴香 500g、肉桂 500g、苍术 500g、防风 2000g、甘草 1000g、麝香少许，研为细末。取 24g 细末掺入绒，卷成爆竹状，再用蛋清封固。施灸时，7 层布包裹太乙针燃端，然后紧按于施灸处，反复 7～10 次为度。雷火针灸是将艾绒 125g，沉香、羌活、干姜、乳香各 9g，麝香少许，研为细末，掺入艾绒，然后制作雷火针，制作方法与太乙针相同。施灸方法亦同。两法皆可辅助治疗风寒湿痹、痿弱无力、肢体顽麻等。

(3) 温针灸。温针灸是艾灸与针刺结合应用的方法，针刺入腧穴，得气后给予补泻手法，而留针时，将艾绒捏在针尾上，或者将长约 2cm 的艾条插在针柄上，点燃施灸。艾绒或艾条烧尽后，除去灰烬，起出针，用于既需要留针又适宜艾灸的病症。

(4) 温灸器灸。温灸器又称为灸疗器，是专门用于施灸的器具。临床上常用的有温灸盒和温灸筒，施灸时将艾绒(或加药物)装入温灸器，置于所灸部位进行施灸，有调和气血、温中散寒的作用。

4. 施灸的先后顺序

《备急千金要方·针灸上》曰："凡灸当先阳后阴……先上后下，先少后多。"临床上一般先灸上部，后灸下部，先灸阳部，后灸阴部，壮数先少而后多，艾炷先小而后大。

5. 施灸的补泻方法

《灵枢·背腧》说："以火补者，毋吹其火，须自灭也。以火泻者，疾吹其火，传其艾，须其火灭也。"在临床上要根据患者具体情况并结合腧穴性能酌情运用。

6. 施灸的禁忌

(1)颜面、五官、有大血管的部位及关节活动部位，不宜用瘢痕灸。
(2)孕妇腹部及腰骶部也不宜施灸。
(3)高热、中风闭证及大量吐血者不可施灸。

7. 灸后的处理

灸后皮肤微红灼热，无须处理，属正常现象。若施灸时间过长或过量，局部出现小水泡，不擦破，可任其自然吸收；若水泡过大，可用针刺破水泡，或注射针抽出水液，再涂抹烫伤油，纱布包敷。若用瘢痕灸，在灸疮化脓期，适当休息，保持局部清洁，使其自然愈合；若处理不当，灸疮脓液呈现黄绿色或渗血，可涂敷红玉膏或消炎药膏。施灸时还应防止艾火烧伤皮肤或烧到衣物。

二、刮痧技术标准

1. 刮痧工具

(1)刮痧板。刮痧板是刮痧的主要工具，一般为长方形，边缘光滑，四角钝圆，弧度自然，刮板两长边，一边稍厚，一边稍薄。薄面适用于辅助治疗人体平坦部位的疾病，厚面适用于按摩保健刮痧，刮板的角适用于人体凹陷部位或点按穴位时刮痧。

刮痧板常用材料主要有水牛角和砭石两种，其他还有玉制刮痧板和玛瑙制刮痧板，以及铜钱、银圆、瓷碗、木梳背、小蚌壳、檀香木、沉香木刮痧板等，现在还有树脂、硅胶等现代材料制成的刮痧工具。

水牛角刮痧板为以天然水牛角为材料制作的刮痧板。水牛角味苦、寒，是一种中药，具有清热、凉血定惊等功效，做成刮痧板光滑柔润，滋养皮肤，可行气活血、疏通经络。

砭石刮痧板为以砭石为材料制作的刮痧板。砭石质感细腻柔和，具有很好的皮肤亲和力。

(2)润滑剂。在刮痧时，在皮肤涂以润滑剂，可减轻疼痛、保护皮肤、预防感染。一般常用润滑剂分为液体类和乳膏类。液体类有清水、香油、茶油、红花油等；乳膏类有凡士林、润肤霜、蛇油、扶他林乳膏等。

2. 刮痧量学要素

刮具与皮肤呈 45°角，沿经络部位向下顺刮或从内向外反复刮动，刮时沿同一方向刮，采用腕力，力量均匀，一般刮 10～20 次，直至出现紫红色斑点或斑块。一般刮痧时间为 20～25min，或以病人能耐受为度。刮痧的条数视具体情况而定，一般每处刮 2～4 条，每条长 2～3 寸(1 寸≈3.33cm)。

3. 刮痧方法

刮痧方法包括持具操作和徒手操作两种。

(1)持具操作。

第一，刮痧法。分为直接刮法和间接刮法。直接刮法指在皮肤上涂上刮痧介质，用刮痧工具直接接触皮肤，反复进行刮拭，直至皮下出现痧痕。间接刮法指先在皮肤上放一层薄布，再在薄布上用刮痧工具刮拭，适用于儿童、年老体弱、高热、抽搐及一些皮肤病患者。

第二，挑痧法。指术者用针挑病人体表一定部位，同时用双手挤出瘀血，从而达到治疗疾病的目的的方法。

第三，放痧法。分为点刺法和泻血疗法两种。点刺法是针刺前推按被刺部位，使血液积聚，再持针刺入 1～2 分(3～6mm)深，随即退出针，轻轻挤压针孔周围使出血。此法适用于手指或足趾末端穴位。泻血疗法是用橡皮管结扎被刺部位上端，持三棱针刺入被刺部位静脉 0.5～1 分深，然后出针使其流血，流血时可轻按静脉上端，助瘀血排出。此法可用于腘窝、肘窝等处浅表静脉，辅助治疗中暑、急性淋巴管炎等。

(2)徒手操作。

第一，扯痧法。术者用食指、大拇指提扯患者皮肤和一些部位，使皮肤或部位出现暗红色或紫红色痧点，此法可用于头部、颈部、背部等部位的穴位。

第二，挤痧法。术者用食指和大拇指在皮肤上用力挤压，连续操作 4 次或 5 次，挤出紫红痧斑，一般用于头部穴位。

第三，揪痧法。在皮肤上涂上刮痧介质后，术者五指屈曲，用食指、中指第二指节将皮肤与肌肉揪起，瞬间用力向外滑动后松开，一揪一放，反复进行。

第四，焠痧法。将灯芯草蘸油点燃后，在皮肤上的红点处快速燃烧，一触即离，可听见灯火燃烧皮肤的脆响，用于寒证。

第五，拍痧法。用刮痧板或虚掌拍打皮肤，主要拍打肘关节内侧、膝盖或大腿内侧，还可拍打发病部位，如胀麻或痛痒部位。

4. 痧质辨病

(1) 看颜色。通过痧质的颜色可判断体内寒热。痧质呈现红色，代表血热、血燥；痧质是紫红色则代表有寒气进入体内，但伤害内脏只在表层；痧质是紫色代表寒入内脏，易出现胃寒、宫寒等病症；痧质是紫黑色代表寒入心脾；痧质是黑色则代表重度寒气渗入身体内脏。

(2) 观区域。

第一，后头颈项区。若此区出现异常及压痛点表示可能有头痛、颈椎骨刺和增生、高血压等疾病发生。

第二，双侧肩背区。若此区出现压点痛，可能有头痛、肩膀酸痛、落枕、手脚酸痛、眼痛等病症发生；若此区出现紫色痧症，可能有风湿；若大肠经的循经肌肉有红色痧点，过硬过紧，右肩出痧较重可能患有肩周炎，左肩出痧较重可能伏案工作程度较重，用脑过度。

第三，脊椎区。若此区出现异常及压痛点代表睡眠质量不好。

第四，心肺区。若此区出现红点、压痛、僵硬，则可能有感冒、胸闷、心肺功能不足等病症。

第五，脾胃区。若此区出现紫黑色痧点、压点痛或痈肿、腰背酸痛，可能会因为肝功能不健全而引发疾病。

第六，肝胆区。若此区出现压痛点、僵硬块、肿胀和紫黑色痧点，可能出现肠胃胀气、消化不良、急慢性肠胃炎、腰痛等病症。

第七，腰肾区。若此区出现压点痛、肿胀、僵硬和紫黑色痧点，可能出现肾虚、膀胱炎、肾脏功能失调、水肿、腰痛、尿频等疾病。

第八，臀部骶椎区。若此区出现酸痛、肿胀处，肌肤颜色变乌黑，可能出现坐骨神经痛、月经不调、子宫炎等疾病。

第九，肩胛手足区。若此区出现压点痛、肿痛，可能出现膝盖酸痛、四肢胀痛、手足病、血管硬化等疾病。

(3) 看形状。当痧印是片状时，病邪在浅表；当痧印是小点时，代表体内有湿热或寒湿，可能引起类风湿或风湿性关节炎；当痧印是中点时，代表病理前兆；当痧印是大点时，代表病灶反应；当痧印是水泡时，代表风湿或类风湿关节炎已经形成。

刮痧时也会出现不出痧的情况，身体健康者，经过保健刮痧，一般不会出现痧，只表现出局部发热、皮肤潮红，刮后身体轻松。气血不足者、服药过多者、脂肪较厚者，也不容易出痧。当经络循环线路和穴位区域出现痧，提示相应经络所联系的内脏功能出现病变。

5. 刮痧的先后顺序

涂抹润滑剂后，先刮头颈项部，再刮背部、腰部脊椎两侧，然后腹部、胸部及四肢部位。四肢部位从大腿开始向下刮，每次只能向一个方向刮，不能来回刮，静脉曲张者则由下往上刮。

6. 刮痧的补泻手法

一般速度快、按压力度大、刺激时间短为泻法；速度慢、按压力度小、刺激时间长为补法；速度适中、按压力度适中、时间在补泻之间为平补平泻法。但具体应用时要根据患者病情和体质来选用。

7. 刮痧的禁忌

(1) 凡皮肤有感染疮疖、溃烂、损伤、炎症均不能用本疗法，初愈也不宜采用。

(2) 凡危重病症禁用本疗法，如重症心脏病、急性传染病、中风、高血压等，应立即送医治疗。

(3) 病人身体瘦弱、皮肤无弹性或脊骨突起，不宜除痧或不宜背部除痧。

(4) 饱食后或饥饿时，以及对刮痧有恐惧者忌用本疗法。

(5) 年老体弱多病者不可刮痧。

(6) 经期、妊娠期下腹部不刮或慎刮。

8. 刮痧注意事项

(1) 刮痧时，室内保持空气流通。

(2) 刮痧不能干刮，要涂抹润滑剂，检查工具边缘是否光滑，有无破损。

(3) 初刮时，可以先试刮 3～5 下，若见皮肤青紫而患者不觉痛，则为本疗法适应证；若见皮肤发红患者呼痛，则并非本方法适应证，应送医诊治。

(4) 要注意手法轻重，由上而下顺着刮，时时蘸润滑剂保持润滑，避免刮伤皮肤。

(5) 刮痧完后，擦去润滑剂，再在青紫处抹少量驱风油，让患者饮热水一杯，休息片刻。若患者自觉胸中郁闷、心里发热等，可在患者胸前两侧的第三、四肋间隙处各刮一道。

(6) 刮痧后患者应保持情绪平静，不宜发怒、烦躁或忧思焦虑，而且忌食油腻食品和生冷瓜果。

(7) 刮痧后 3h 方可洗浴。

(8) 若刮痧后反而更加不适者，应立即送医治疗。

三、拔罐技术标准

拔罐分为闪罐法、留罐法、走罐法、刺血拔罐法、留针拔罐法。

1. 闪罐法

选取适宜体位，充分暴露待拔腧穴。选用大小适宜的罐具。用镊子夹紧浓度为95%的酒精棉球一个，点燃，使棉球在罐内壁中段绕1~3圈或短暂停留后迅速退出，迅速将罐扣在应拔的部位，再立即将罐起下。如此反复多次地拔住起下，起下拔住。拔至施术部位皮肤潮红、充血或瘀血为度。

2. 留罐法

选取适宜体位，充分暴露待拔腧穴。选用大小适宜的罐具。用镊子夹紧浓度为95%的酒精棉球一个，点燃，使棉球在罐内壁中段绕1~3圈或短暂停留后迅速退出，迅速将罐扣在应拔的部位，留罐时间以局部皮肤红润、充血或瘀血为度，一般为10~15min。起罐时，一手握罐，另一手用拇指或食指按压罐口周围皮肤，使之凹陷，空气进入罐内，罐体自然脱下。

3. 走罐法

选取适宜体位，充分暴露待拔腧穴。选用大小适宜的玻璃罐。在施术部位涂抹适量的润滑剂，如凡士林、水，也可选择红花油等中药制剂。先用闪火法将罐吸拔在施术部位上，然后用单手或双手握住罐体，在施术部位上下左右往返推移。走罐时，可将罐口前进侧的边缘稍抬起，另一侧边缘稍着力，以利于罐子的推拉。反复操作，至施术部位皮肤潮红、充血或瘀血为度。起罐时，一手握罐，另一手用拇指或食指按压罐口周围皮肤，使之凹陷，空气进入罐内，罐体自然脱下。

4. 刺血拔罐法

选取适宜体位，充分暴露待拔腧穴。选用大小适宜的玻璃罐备用。消毒施术部位，刺络出血；医者戴消毒手套，用碘伏消毒施术部位，持三棱针(或一次性注射针头)点刺局部使之出血，或用皮肤针叩刺出血。用闪火法留罐时，留置10~15min后起罐。起罐时不能迅猛，避免罐内污血喷射而污染周围环境，用消毒棉签清理皮肤上残存血液，清洗火罐后进行消毒处理。

5. 留针拔罐法

选取适宜体位，充分暴露待拔腧穴。选用大小适宜的玻璃罐备用。毫针直刺到一定深度，行针，得气，留针。用闪火法以针刺点为中心留罐，一般留罐 10～15min，以局部皮肤潮红、充血或瘀血为度。起罐后出针。

四、推拿技术标准

推拿分为滚法、揉法、按法、推法、拿法、抖法。

1. 滚法

用手背近小指侧部分或小指、无名指、中指的掌指关节突起部分着力附着于一定部位上。通过腕关节伸屈和前臂旋转的复合运动，持续不断地作用于被按摩的部位上，此为滚法。滚法具有活血散瘀、消肿止痛、缓解肌肉痉挛、增强肌肉和韧带的柔韧性、促进血液循环及消除肌肉疲劳等作用。动作要领：肩臂和手腕要放松，肘关节微屈 120°～140° 即腕关节屈曲，前滚至极限屈腕约 80°，回滚至极限伸腕约 40°。力要均匀，动作要协调而有节律，一般滚动的频率为每分钟120～160 次。

2. 揉法

以手掌大鱼际、掌根或全掌，手指罗纹面着力，吸定于体表施术部位上，做轻柔和缓的上下左右或环旋动作称为揉法。揉法具有加速血液循环、改善局部组织的新陈代谢、活血化瘀、缓解痉挛和减轻疼痛的作用。动作要领：所施压力要小，动作要灵活而有节律，往返移动时应在吸定的基础上进行。

3. 按法

用指掌、肘或肢体的其他部分着力，力量由轻到重地逐渐用力按压在被按摩的部位或穴位上，停留一段时间(约 30s)，再由重到轻地缓缓放松，此手法为按法。按法具有舒筋活络、放松肌肉、消除疲劳、活血止痛等作用。动作要领：按压着力部位要紧贴体表不可移动，操作时用力方向要与体表垂直，由轻到重稳而持续，使刺激充分到达机体组织的深部，并且要有缓慢的节奏性。

4. 推法

以指、掌、拳或肘部着力于体表一定部位或穴位上，做单方向的直线或弧线推动，称为推法。轻推法具有镇静止痛、缓和不适感等作用。推拿开始和结束时均可使用推法。动作要领：着力部位要紧贴体表，压力要平稳适中。拳、肘推法宜参考经络走行、气血运行及肌纤维走行方向推进。

5. 拿法

用拇指和其余手指相对用力，提捏或揉捏肌肤，称为拿法。拿法具有舒筋通络、镇静止痛、开窍醒神、缓解痉挛等作用。动作要领：用力由轻到重，不可突然用力。腕部要放松，使动作柔和灵动、连绵不断，且富有节奏性。

6. 抖法

用双手或单手握住受术者肢体远端，做小幅度的上下连续抖动，称为抖法。抖法具有舒筋通络、放松肌肉、滑润关节的作用。动作要领：被抖动的肢体要自然伸直，并应使肌肉处于最佳松弛状态。抖动所产生的抖动波应从肢体的远端传向近端。

五、茶疗技术标准

1. 选茶

从制作工艺上，茶可分为六大类，即绿茶、红茶、白茶、黑茶、黄茶及青茶。绿茶，茶汤以绿色为主调，性寒，适合热性体质人群饮用，清热除烦，如西湖龙井、碧螺春等。红茶，茶汤以红色为主调，性温，适合寒性体质人群饮用，温胃驱寒，如祁红、滇红等。白茶，汤色浅黄，性凉，适合长期便秘的人群饮用，降火去燥，如福鼎白牙、白牡丹等。黑茶，汤色暗褐油黑，性平，适合长期血糖、血脂高的人群饮用，如普洱熟茶、四川藏茶等。黄茶，性寒，黄叶黄汤，功效与绿茶相似，但口感较绿茶醇厚，如君山银针、蒙顶黄芽等。青茶，性寒，汤色多金黄透亮，适宜人群广泛，有降脂等功效，如铁观音、冻顶乌龙等。不同体质的人应选择对应茶类进行饮用，以更好地发挥茶疗作用。

2. 茶量

煮茶或泡茶时，茶量都遵循量少则浸泡时间长，量多则浸泡时间短，水温低则浸泡时间长，水温高则浸泡时间短的原则。

3. 炙茶

将碾好的茶叶置于陶土制茶皿中于炭火上进行烘焙唤醒，用茶勺进行翻炒，使之受热均匀，待闻及茶香即可。

4. 洗茶

准备沸水一壶，将炒好的茶叶盛出置于紫砂茶皿中，用沸水短暂冲泡，逼出茶香，然后将水倒出。

5. 茶具

王褒《僮约》有"烹茶尽具，酺已盖藏"，是中国最早提到"茶具"的记录。现代茶具主要包括茶壶、品饮杯、茶盘、茶道、茗炉、盖碗、盖杯、水洗、茶叶罐、公道杯、网架漏斗、茶宠雕塑、毛巾、香炉、杂件等。

茶壶一般选用与茶叶相配的，紫砂壶因其"泡茶不走味，贮茶不变色，盛暑不易馊"的特点，广受青睐。

6. 煮茶

将洗好的茶叶置于紫砂茶皿中，准备山泉沸水一壶，边加水边搅动并于炭火上进行煎煮，待茶水慢慢煮沸两次即可。

7. 品茶

品茶宜选环境优雅、景色宜人之处进行。先取山泉沸水温杯，以防茶香流失，再取一沸至二沸间的茶水置于品饮杯中，倒至杯中七分处即可，品茶时先置于鼻前闻其香，再轻呷一小口，闭目品其味，饮下第一口茶后待细细回味余香后再饮第二口。

六、食疗技术标准

1. 食物属性的选择

个人体质不同，所选用的食物属性也不同。食物四性为寒、凉、温、热。寒性食物有苦瓜、柿子、猪油等；凉性食物有绿豆芽、草莓、薏苡仁等；温性食物有平菇、虾、糯米等；热性食物有辣椒、樱桃、胡椒等。食物五味为酸、苦、甘、辛、咸，五味的调节主要根据春生夏长秋收冬藏的自然规律发挥相应的食疗作用。春季阳气生发，万物复苏，饮食上应由肥甘厚味转为清淡平和。应多食绿叶蔬菜，如香菜、韭菜、包心菜等，不宜多食高脂肪肉类食物。夏季气候炎热，湿热伤脾胃，饮食应清淡可口，应多食黄瓜、苦瓜、西红柿等，少食肥肉等油腻食物。秋季燥邪伤津，应护肺润肠，多吃滋阴润燥食品，以防秋燥，如山药、莲藕、梨等，少食葱、姜、蒜等。冬季气候寒冷，阳气收藏，宜进补，可多吃羊肉、乌鸡、核桃等 ，少食生冷之物。顺应自然并根据自己的身体特征选择对应食物，才能更好地达到食疗的康养效果。

2. 食疗制作方法

食疗类型主要分为糊、粥、羹、酒四类。

①糊类制作方法：通过物理处理将食物打碎成糊粉状，再加工成熟食，方便人们直接食用，如黑芝麻糊、藕粉糊。②粥类制作方法：将米加入水中熬制，若要加入药物同煮就称为药粥，也可将适量药汁兑入粥中同食，发挥食疗营养及药用价值。③羹类制作方法：羹又称汤，以肉、蛋、奶、海味等为主体原料，将其切碎成末制成较为稠厚的汤液，起到养胃护肠的目的。④酒类制作方法：药酒即将中药浸泡于酒中，制成药与酒相结合的液体剂型，如人参酒、鹿茸酒等；果酒即将新鲜水果浸泡于酒中制成，如葡萄酒、桑椹酒等，达到温通血脉、散寒除湿的疗养保健效果。

3. 食疗禁忌

(1)食物配伍禁忌。主要包括：猪肉忌荞麦、鸽肉、鲫鱼、黄豆；羊肉忌醋；狗肉忌蒜；鲫鱼忌芥菜、猪肝；猪血忌黄豆；猪肝忌荞麦、豆酱、鲤鱼肠子、鱼肉；鲤鱼忌狗肉；龟肉忌苋菜、酒、果；鳝鱼忌狗肉、狗血；雀肉忌猪肝；鸭蛋忌桑椹子、李子；鸡肉忌芥末、糯米、李子；鳖肉忌猪肉、兔肉、鸭肉、苋菜、鸡蛋等。这些食物配伍主要是易使人气滞、生风、生疮、发病等。

(2)药物与食物禁忌。发汗药禁生冷，脾胃药禁油腻，消肿理气药禁豆类，止咳平喘药禁鱼腥，止泻药禁瓜果。

主要包括：猪肉反乌梅、桔梗、黄连、胡荽黄、百合、苍术；羊肉反半夏、菖蒲，忌铜、丹砂；狗肉反商陆，忌杏仁；鲫鱼反厚朴，忌麦冬；猪血忌地黄、何首乌；猪心忌吴茱萸；鲤鱼忌朱砂；雀肉忌白术、李子；葱忌常山、地黄、何首乌、蜜；蒜忌地黄、何首乌；萝卜忌地黄、何首乌；醋忌茯苓；土茯苓、威灵仙忌茶等。

(3)四季饮食宜忌。春季，宜养肝，饮食应适当减酸益甘，以甘味食物养脾气，防止肝气生发太过。

夏季，宜疗心，饮食应适当减苦益咸，以咸味食物补肾水，防止心火过旺。夏季需特别注意，不要过度贪凉，以防脾胃之气受损。

秋季，宜润肺，饮食应适当减辛益酸，以酸味食物滋养肝血，防止燥气伤肺。

冬季，宜固肾，饮食应适当减咸益苦，以苦味食物补益心脏，防止肾水过旺。

七、吐纳及功法技术标准

1. 功法练习

须择空气清新之地，山林、公园、湖边、田野皆可，室内可以打开窗户。时间可以在子、午、卯、酉四正时，且此时一般工作较少，也便于时间安排。

2. 身法练功

最好不要穿过紧的衣服，腰带可以松一松，以利气血流通。姿势不限，行、立、坐、卧均可。行，可缓步徐行，神态自若，安然行气。立，自然站立，脚同肩宽，双膝微屈，双手自然下垂，放在体侧，或双手相叠，放在脐下。坐，最好盘坐，双手相叠，放在肚脐，或掐诀最好，亦可平坐凳上，手扶两膝。卧，可以平躺，手心向上，置于体侧，或双手相叠，置于脐上，或者侧身卧最佳，一手置于头侧或枕肱，另外一手放于肚脐，先转动头部，使脊椎正直，然后做功。以上四种姿势，可以自由选择。但求其自然安适，以利入静。练功时要求舌顶上颚，即舌反卷以舌尖底面顶住。因人之上鄂有两个窝，叫作天池穴，上通泥丸，最易漏神漏气。故练功时必须堵住，如婴儿哺乳之状。两耳须屏却外界一切干扰，如万籁俱寂之境，凝韵听息。《庄子》云："无听之以耳而听之以心；无听之以心而听之以气。"此即"庄子听息法"，要求两耳返听于内，听其呼吸出入。呼吸本求无声，所以听息者，是求其绝利一源，专心养气。练功时双目微闭，含光内视。所以微闭者，睁开容易滋生杂念，全闭容易昏沉入睡，皆于养气不利。微闭时眼皮自然下垂，以看到眼前之物而又不能辨清为度。这时可用静功"观光"练就的"性光"，回光返照，即眼光观鼻，鼻下观心，心观丹田。观丹田者，观丹田之气是也。

3. 心法练功

行功前必须排除杂念，念想不除，无法驭气。《太上老君说常清静经》曰："夫人神好清，而心扰之；人心好静，而欲牵之。常能遣其欲，而心自静；澄其心，而神自清；自然六欲不生，三毒消灭。"就是要人常用止念功夫，有念即止，使前念消除，后念不生，日久自然心底清净无物。如《老子》所言："损之又损，以至于无为。"如此方可言行气之法。

《玉清金笥青华秘文金宝内炼丹诀》论述止念之法时说："但于一念之际，思平日不得静者，此为梗耳，急舌之，久久纯熟。父王念莫大于喜怒，怒里回思则不怒，喜里知抑则不喜，种种皆然，久而自静。"又说："心求静必先治眼，眼者神游之主也，神游之言而役于心，故抑之于眼，而使之归于心。"即言内观返照，亦可止念。入静功夫，主要还在自己悟解。

首先开口，缓缓吐出体内浊气，再自鼻中吸入清气，用意念咽入下丹田[脐下一寸三分(约 13cm)]，以补充呼出之气。呼必呼尽，吸必吸满。吸时小腹鼓起，呼时小腹收回，叫作混呼吸。初学吐纳必须如此，这样口呼鼻息三次。然后抿口合齿，舌顶上颚，收视返听。鼻息鼻呼，一呼一吸，皆令出入于丹田。务必做到以心领气，以气随心，吸气时随意念下注丹田，呼气时以意念出窍外，谓之心息相依。开始人的呼吸之气，并不能直达丹田。人之心窝正中，原有一管，上系于肺，下通丹田，乃是虚空一管，无中生有。原来在胞胎时是相通的，下生之后变为肺呼吸，这根管就逐渐迷塞了。《老子》曰："天地之间，其犹橐籥乎，虚而不屈。"就是指的这根管。有人初学气功为什么会发生胸闷胸痛呢？这就是由于行气不当，把橐籥管冲坏的缘故。所以行气之时，不可强迫压气，也不可强制憋气。勿执着，勿勉强。只要不痛就往下一点，发闷就往上一点，时间长了，慢慢冲开，自己是有感觉的。

吐纳还有一个重要的口诀，谓之吸长呼短。吸气进入丹田，略存一存，然后才能收腹呼气。作用在于吸入空中太和之气，注润丹田积蓄下来，坤腹先天元气不得外流通，才能达到吐纳的真正目的。

人身如一小天地，心为天，肾为地，随着行气，心性渐渐伏下，与肾气交合。《老子》曰："天地相合，以降甘露。"口中自然生出甘凉津液。此津液乃练气所生，比起平日唾液，大有补益之效。待至满口，送至咽喉，引颈吞之，滔滔有声，亦可帮助入静。津液为人养生之宝，盖津液可化气，润泽周身，谓之"炼津化气"，肺主气属金，金能生水，水为肾主精，亦为造精捷法也。随着修炼功夫的长进，津液愈加甘美无比，若非修真之士谁能知之。吕祖喻为"长生酒"，曰："自饮长生酒，逍遥谁能知？"

行气既久，成为自然，即使不用意领，气息自汇丹田之内，仿佛有力吸引，橐籥已通矣。这时只将微意守于丹田，仍是丹田呼吸。吐惟细细，纳惟绵绵，若存若亡，似有似无，方为真息。此时逐渐将有为之法，归于无为，先存后忘，知而不守。丹经云："真意往来无间断，知而不守为功夫。"积久纯熟，有心化为无心，有意化为无意，则可使心神得到极大休歇，达至无念无欲之境，心神清定方可致无梦。《庄子》曰："古之真人，其寝不梦，其觉无忧。"其中效验不可思议。

最后神意合为一体，不知不觉打成一片，心入气中，气包神外，混沌交合，橐籥不散。津液愈生愈旺，香甜满口，丹田温暖，周身融融，呼吸开合，周身毛窍皆与之相应。静到极处，但觉气如根根银丝，透入毛孔，空洞畅快，妙不可言。鼻无出入之气，脐有嘘吸之能，好似婴儿在胞胎之中，是为胎息。《老子》说："专气致柔，能如婴儿乎。"真正存神达化之功，即在此也。

八、情志养生技术标准

1. 抑目静耳

眼耳为人体五官之一，是神接受外界刺激的主要器官，其功能受着神的主宰和调节。目清耳静则神气内守而心不劳，若目驰耳躁，则神气烦劳而心忧不宁。老子曾说："五色令人目盲，五音令人耳聋"，此即是说乱视杂听，则会使耳目过用不清，而耗伤神气。尤其要避免"目视玄黄，耳务淫哇"（《养生论》），这样就能减少外界对神气的不良刺激。老人由于阅历万千，思虑易起，故神更是易动难静，《千金翼方·养老大例》针对老年人这一特点，强调："养老之要，耳无妄听，口无妄言，身无妄动，心无妄念，此皆有益老人也。"抑目静耳二者，对于神气来说，抑目尤为重要。《老老恒言·燕居》说："心者，神之舍；目者，神之牖。目之所至，心亦至焉。"这说明目视累心动神及静神必先抑目的道理，当然，目不可以不视，耳不可能无听，关键在于不要为了满足私欲而乱视妄听，使神气不宁。

2. 凝神敛思

《医钞类编》里说："养心则神凝，神凝则气聚，气聚则形全。若日逐攘扰烦，神不守舍，则易于衰老。"当然，这种凝神敛思、保持清静的养生方法，并不是无知无欲、无理想、无抱负，不是人为地过于压抑思想和毫无精神寄托的闲散空虚，因而它与饱食终日、无所用心的懒汉思想绝不相同。从养生学角度而言，神贵凝而恶乱，思贵敛而恶散。凝神敛思是保持思想清静的良方，反之，正如孙思邈在《千金要方·道林养性》里所云："多思则神殆，多念则志散，多欲则志昏，多事则形劳。"道人吕洞宾提倡"寡言语以养气，寡思虑以养神"的养心敛神方法不无道理。

3. 多练静功

静功是气功的一种，包括练意和练气两方面的内容，相当于古代的静坐、吐纳、调息、服气等方法。其中的练意（又称调心），即是调理精神状态，以达到促进神气入静的作用。故《黄帝内经》中说："呼吸精气，独立守神。"《养生四要》也说："人之学养生，曰打坐，曰调息，正是主静功夫。但要打坐调息时，便思要不使其心妄动，妄动则打坐调息都只是搬弄，如何成得事。"可见，静功是以静神和调气为主要目的的一种锻炼方法，而静神又是气功锻炼的前提和基础。因此，常练静功有清静神气的作用。

第四节　森林康养中医学试验

森林康养中医学经过试验论证，可明显改善 12 项指标。

（1）中性粒细胞百分比：康养后比康养前显著降低，说明人体免疫能力增强。

一般中性粒细胞百分比偏高多是由于急性感染，偏低如伴有淋巴细胞百分比降低时多是由于病毒感染。图 7-5 表明，与实验前相比，实验后受试者中性粒细胞百分比显著降低($P<0.05$)。

(2)淋巴细胞百分比：康养后比康养前显著升高，说明人体免疫抗病能力增强了。淋巴细胞百分比绝对值增高主要见于感染性疾病，且主要为病毒感染，说明此时机体免疫力降低，易受病毒感染。图 7-6 表明，实验后受试者血液中淋巴细胞百分比显著升高($P<0.05$)。

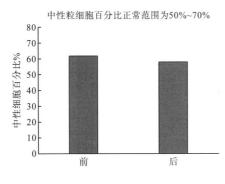

图 7-5 中性粒细胞百分比对照

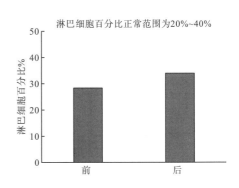

图 7-6 淋巴细胞百分比对照

(3)淋巴细胞数目：康养后比康养前显著升高，提示人体免疫能力增强。由图 7-7 可知，实验后受试者血液中淋巴细胞数目显著升高($P<0.05$)。

(4)嗜酸性粒细胞百分比：康养后比康养前显著升高，提示人体增强了对过敏性疾病、寄生虫病、皮肤病和传染病的抵抗力。由图 7-8 可知，实验后受试者血液中嗜酸性粒细胞百分比显著升高($P<0.05$)。

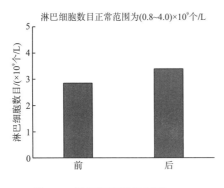

图 7-7 淋巴细胞数目对照

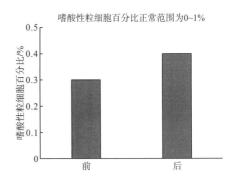

图 7-8 嗜酸性粒细胞百分比对照

(5)嗜酸性粒细胞数目：康养后比康养前显著升高，提示人体增强了对由食物或药物引起的过敏性疾病、血液病、恶性肿瘤、糖尿病等的抵抗力。由图 7-9 可知，实验后受试者血液中嗜酸性粒细胞数目显著升高($P<0.05$)。

（6）平均红细胞体积：康养后比康养前显著升高，提示人体增强了对大细胞性贫血、正常细胞性贫血、单纯小细胞性贫血、小细胞低色素性贫血的修复能力。由图 7-10 可知，实验后受试者血液中平均红细胞体积升高($P<0.05$)。

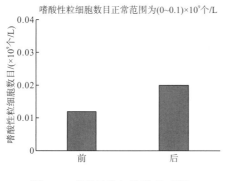

图 7-9　嗜酸性粒细胞数目对照

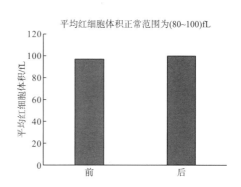

图 7-10　平均红细胞体积对照

（7）平均红细胞血红蛋白浓度：康养后比康养前显著升高，提示人体对贫血有一定的耐受能力。由图 7-11 可知，实验后受试者血液中平均红细胞血红蛋白浓度升高($P<0.05$)，但都在正常范围内。

（8）红细胞分布宽度变异系数：康养后比康养前显著升高，提示人体红细胞形态大小得到有效改善。由图 7-12 可知，实验后受试者血液中红细胞分布宽度变异系数升高($P<0.05$)。

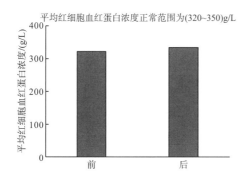

图 7-11　平均红细胞血红蛋白浓度对照

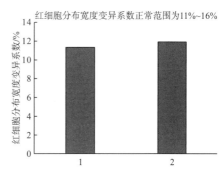

图 7-12　红细胞分布宽度变异系数对照

（9）红细胞分布宽度标准差：康养后比康养前显著升高，提示人体对贫血的有效耐受。由图7-13可知，实验后受试者血液中红细胞分布宽度标准差升高(P<0.05)。

(10)谷丙转氨酶指标：康养后比康养前显著升高，说明受试者在实验过程中由于加大运动量所导致的肝的排毒功能加强情况。由图7-14可知，与实验前相比，实验后谷丙转氨酶指标升高(P<0.05)。

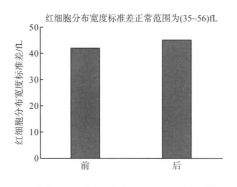

图7-13　红细胞分布宽度标准差对照

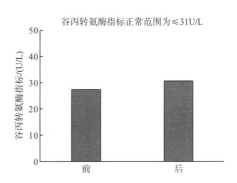

图7-14　谷丙转氨酶指标对照

(11)谷草转氨酶指标：康养后比康养前显著升高，说明受试者在实验过程中由于加大运动量所导致的肝的排毒功能加强情况。图7-15表明，与实验前相比，实验后受试者血液中谷草转氨酶指标显著升高(P<0.05)，与谷丙转氨酶指标的表达趋势一致。

(12)肌酐指标：康养后比康养前显著下降，说明受试者在实验过程中由于森林康养导致肾功能得到改善。指标说明受试者肾小球滤过能力得到改善，肾脏代谢废物能力得到提高。图7-16表明，与实验前肌酐指标相比，实验后受试者血液中肌酐指标下降(P<0.05)。

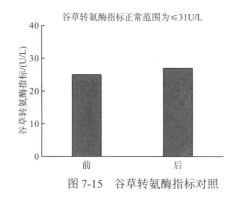

图7-15　谷草转氨酶指标对照

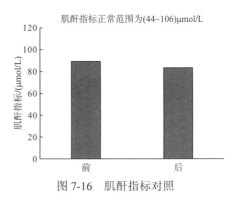

图7-16　肌酐指标对照

第八章 重庆森林康养产业规划

第一节 总体定位与发展目标

一、总体定位

重庆森林康养产业规划的总体定位为：重点依托森林公园、湿地公园、自然保护区、生态环境良好的林区、自然生态村落等，分层次建立包含森林乡村、森林康养基地、森林人家等产业载体和重点企业、合作社、家庭林场等经营主体的森林康养体系结构，将森林康养作为重庆市林业产业发展的重要增长点和全域林旅融合发展升级版的主要方向进行打造，努力将其培育成全市林业主导产业之一，推进林业高质量发展，满足人民群众高品质生活需要。

二、发展目标

到2022年，建成森林康养基地30个，培育森林康养品牌12个，年服务人数达到2500万人次，年综合产值达到110亿元，初步建成国内知名的森林康养目的地。[①]

到2025年，全市建成森林康养基地50个，培育森林康养品牌20个，年服务人数达到3500万人次，年综合产值达到180亿元，建成体系完备的全国森林康养强市(表8-1)。

表8-1 主要规划指标表

序号	主要指标	具体目标	
		到2022年	到2025年
1	森林康养基地数量/个	30	50
2	森林步道规模/km	900	1100
3	康养林面积/万亩	50	120
4	森林康养品牌数量/个	12	20
5	森林人家数量/个	2200	3000
6	年服务人数/万人次	2500	3500
7	年综合产值/亿元	110	180

---

① 本书成稿时间为2021年9月，故此处包含2022年的规划内容。

第二节　总体布局

根据重庆市森林康养资源分布格局和发展基础,主要结合主城区 1000 万人口和万州、涪陵、黔江、江津、永川等区域城市人口的市场需求和经济社会发展情况,大力发展森林避暑、森林养生、森林体验、森林运动和森林养老五大类型森林康养,构建"一核三片五区"产业发展格局(图 8-1,表 8-2),以引导和推动全市森林康养特色、差异、协调发展。

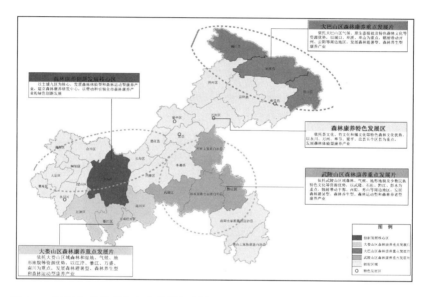

图 8-1　重庆市森林康养产业发展规划(2018-2025 年)总体布局图(见本书彩图版)

表 8-2　规划总体布局表

规划区域	重点区县	重点依托载体	规划内容	培育品牌
森林康养创新发展核心区	北碚区	缙云山国家级自然保护区	发展科技含量高、新奇趣味的认知类森林体验	打造特色认知型森林体验品牌
	南岸区	南山国家森林公园		
	渝北区	玉峰山森林公园		
	巴南区	桥口坝国家森林公园		
	九龙坡区	彩云湖国家湿地公园		
	主城四山 (缙云山、中梁山、铜锣山、明月山)	发展徒步、登山、山地越野等休闲健身类森林运动	—

续表

规划区域	重点区县	重点依托载体	规划内容	培育品牌
大娄山区森林康养重点发展片	江津区	四面山	发展森林避暑和森林养生	着力打造国内外知名的森林避暑品牌
		大圆洞国家森林公园	发展极限挑战类森林运动	—
	万盛经开区	黑山国家森林公园	发展森林避暑和极限挑战类森林运动	着力打造国内外知名的森林避暑品牌和极限挑战类森林运动品牌
	綦江区	花坝	发展森林避暑	着力打造国内外知名的森林避暑品牌
	南川区	金佛山、山王坪		
武陵山区森林康养重点发展片	石柱县	黄水	发展森林避暑和森林养生	着力打造国内外知名的森林避暑休闲品牌
	武隆区	仙女山		
	彭水县	摩围山风景区	发展特色森林运动	打造特色拓展运动和民俗体育类森林运动品牌
		乔梓乡	发展森林养老	—
	黔江区	仰头山		
大巴山区森林康养重点发展片	城口县	大巴山国家级自然保护区、九重山国家森林公园	发展森林避暑和森林养生	着力打造国内外知名的原生态"大巴山森林人家"和"三峡红叶"等品牌
	巫溪县	阴条岭国家级自然保护区、红池坝国家森林公园		
	巫山县	五里坡国家级自然保护区、大昌湖国家湿地公园		
森林康养特色发展区	永川区	竹海景区	发展生产体验和休闲体验类森林体验	打造国内外知名的"永川茶竹""三峡橘海""奉节诗·橙"等品牌
	万州区	凤凰茶乡		
	奉节县	三峡之巅		
	梁平区	百里竹海景区		
	忠县	三峡橘海景区		

一、森林康养创新发展核心区

(一)区域范围

重点发展区域包括北碚区、南岸区、沙坪坝区、巴南区、渝北区、江北区、九龙坡区、大渡口区 8 个区,辐射发展区域包括涪陵区、大足区、璧山区、铜梁区、潼南区、荣昌区、合川区、长寿区、垫江县 9 个主城周边区县。

（二）发展方向

聚焦主城区1000万人口市场的潜在需求，紧紧依托该区域教育、科研、人才、医疗等资源优势，大力发展森林体验型和森林运动型康养，同时建设森林康养保障体系工程，以带动和引领全市森林康养的绿色创新发展。

重点以缙云山国家级自然保护区、南山国家森林公园、玉峰山森林公园、桥口坝国家森林公园、彩云湖国家湿地公园等为载体，进一步培育和发展科技含量高、新奇趣味的认知类森林体验，打造特色认知型森林体验品牌；重点以主城四山（缙云山、中梁山、铜锣山、明月山）为载体，发展徒步、登山、山地越野等休闲健身类森林运动。

二、森林康养重点发展片

（一）大娄山区森林康养重点发展片

1. 区域范围

大娄山区包括江津区、綦江区、南川区、万盛经开区4个区。

2. 发展方向

聚焦主城区和江津、永川等区域城市的广大市民夏季纳凉避暑和特色康养的市场需求，紧紧依托大娄山区域森林和湿地、气候、地形地貌等资源优势，发展森林避暑型康养、森林养生型康养和森林运动型康养。

重点以四面山、花坝、金佛山、山王坪、黑山国家森林公园为载体，充分挖掘避暑功能，发展森林避暑，着力打造国内外知名的森林避暑品牌；重点以四面山和黑山国家森林公园为载体，以独特的森林生态环境和物质为基础，发展森林养生；重点以黑山国家森林公园、大圆洞国家森林公园为载体，发展丛林飞越、极速漂流、极限运动等惊险刺激的森林运动，着力打造国内外知名的极限挑战类森林运动品牌。

（二）武陵山区森林康养重点发展片

1. 区域范围

重点发展区域包括黔江区、武隆区、石柱县、彭水县4个区县，辐射发展区域包括酉阳县、丰都县、秀山县3个县。

2. 发展方向

聚焦主城区和涪陵、黔江等区域城市的广大市民夏季纳凉避暑和特色康养的市场需求，依托武陵山区域森林、气候、地形地貌及少数民族特色文化等资源优势，发展森林避暑型康养、森林养生型康养、森林运动型康养和森林养老型康养。

重点以黄水、仙女山等为载体，发展森林避暑和森林养生，着力打造国内外知名的森林避暑休闲品牌；重点以摩围山景区、仙女山国家森林公园为载体，进一步发展攀岩、滑草、滑雪、民俗体育等特色森林运动，打造特色拓展运动和民俗体育类森林运动品牌；重点以彭水乔梓乡、酉阳桃花源、黔江仰头山为载体，发展森林养老。

（三）大巴山区森林康养重点发展片

1. 区域范围

重点发展区域包括城口县、巫溪县、巫山县 3 个县，辐射发展区域包括开州区、云阳县两个区县。

2. 发展方向

聚焦主城区和万州等区域城市的广大市民夏季纳凉避暑和特色康养的市场需求，依托大巴山区气候、原生态植被及特色森林文化等资源优势，发展森林避暑型、森林养生型康养。

重点以大巴山、阴条岭、五里坡等国家级自然保护区和九重山、红池坝等国家森林公园、大昌湖国家湿地公园为载体，发展森林避暑和森林养生，着力打造国内外知名的原生态"大巴山森林人家""三峡红叶"等品牌。

三、森林康养特色发展区

聚焦主城区和万州、涪陵、江津、永川等区域城市的广大市民特色康养的市场需求，依托茶文化、竹文化和橘文化等特色森林文化优势，以永川、万州、奉节、梁平、忠县 5 个区县为重点，发展森林体验型康养。

重点以永川茶山竹海景区、万州凤凰茶乡、奉节三峡之巅、梁平百里竹海景区、忠县三峡橘海景区为载体，发展生产体验和休闲体验类森林体验，打造国内外知名的"永川茶竹""三峡橘海""奉节诗·橙"等品牌。

第三节　主要建设任务

主要建设任务包括森林资源保护、康养林培育等资源保护与培育工程，森林步道建设、康养基地建设、森林乡村建设、森林人家建设等基础支撑体系建设工程，森林康养市场培育、产品开发等市场培育工程，森林康养文化建设、研发中心建设和人才队伍建设等保障体系建设工程等。

一、资源保护与培育工程

森林是康养最基础、最重要的物质资源，其数量和质量直接影响森林康养的发展。

(一)加强森林资源保护

坚持保护优先，以压倒性态势抓好森林和湿地生态系统、生物多样性的保护。加大对康养林资源、其他森林群落和森林古道、古树名木等资源的保护，设置保护标识牌和保护设施；加大森林火灾防控、病虫害防治力度，制定相应森林保护的政策与标准；严守生态保护红线，实现森林资源保护和森林康养开发的平衡发展。

(二)加大康养林培育

康养林建设以芳香类、保健类、医疗型、改善环境型和景观型树种为主体，做好功能区划，结合相关林业工程，开展康养林的改造和培育，构建生态环境优良、生态服务功能健全、景观优美、林相整齐的康养林。

依据森林近自然经营、健康经营、康养产业多功能融合经营等技术和理念，科学编制森林康养林经营方案，保育结合，提升康养林质量。通过人工促进天然更新和森林演替等，积极推进森林抚育、更新、改造，调整林分密度和层次结构，改善林木生长环境；通过补植补造，增加珍贵树种、芳香类树种、保健类树种、彩叶景观树种、乡土树种、中药类树种占比，优化树种组成，大力培育复层异龄林，培育大径级林木，使森林生态系统的结构和功能更加稳定，提升森林康养服务功能。

二、基础支撑体系建设工程

(一)森林步道建设

因地制宜建设森林步道，合理规划森林步道体系，推进森林健身步道、森林养生步道和国家森林步道等类型步道建设，增强森林的可进入性。森林步道建设要兼顾景观性、经济性及使用价值，并沿步道设置活动平台、休憩设施等。

森林健身步道建设以主城四山(缙云山、中梁山、铜锣山、明月山)为主体，以满足主城区居民对徒步、登山、山地越野等休闲健身的需要。

(二)森林康养基地建设

森林康养基地重点建设内容包括交通基础设施、游客中心、康养标识标牌、医疗设施建设、环境监测系统等公益性设施和住宿餐饮设施、康养服务设施等市场化设施。

1. 相关配套设施建设

依托森林公园、湿地公园、自然保护区等建设的森林康养基地，其配套设施相对完善；依托环境良好的林区、自然生态村落等建设的森林康养基地，需完善相关配套设施。

2. 不同类型康养服务设施建设

(1)森林养生型。建设配备相关中医养生器械的森林中医养生馆和森林传统运动养生平台，建设森林浴场、森林吸氧亭、森林驿站、森林音乐厅、观鸟亭、观景台，建设养生泉、林下生态种植园、中药(药膳)园、森林绿色餐厅，建设森林温泉馆、茶文化养生馆等。

(2)森林体验型。建设森林博物馆、自然学校、昆虫园、百花园、红叶园、生态茶园、生态果园等体验场馆，建设室内和室外相结合的体验系统。

室内体验系统建设咨询展示设施，配备咨询台、资料展示台(架)、电脑触摸屏和影视设备等，运用 3D 动画、场景模拟等手段，展示森林演变、生物多样性保护、森林与人类健康、森林文化、森林艺术等内容；建设体验设施，包括感悟森林之美、体验森林文化的设施设备等。室外体验系统建设特色森林、稀有动植物的资料与解说系统的认知体验设施；建设森林种植示范、抚育、采摘、产品加工、防火、防虫等生产体验设施；建设自然手工、自然笔记、标本制作、森林摄影等文化体验设施；建设自然游戏、森林寻宝、爬树、探险等休闲体验设施。

(3)森林运动型。建设丛林飞越、森林滑索、天空之桥、森林极限运动、极速漂流等极限挑战类森林运动场所；建设攀岩、拓展运动、丛林射击、滑雪、负重登山等拓展类森林运动场所；建设徒步、登山、山地越野、山地自行车等休闲健身运动场所；建设高脚竞速、毽球、摔跤等民俗体育类森林运动场所；建设滑草、骑马、小型足球、摔跤等草地运动场所；建设漂流、皮划艇、垂钓、游泳等湿地运动场所。

(4)森林避暑型。建设包含帐篷露营、木屋露营、汽车露营的生态露营区,建设书吧、茶吧、凉亭、林间吊床、静心躺椅、瑜伽平台、森林浴场等避暑设施;针对学龄儿童需求,建设包含森林迷宫、森林小火车、森林攀爬、森林秋千等项目的儿童森林乐园;针对商务人士需求,建设森林公寓、森林会议室和办公室等设施。

(5)森林养老型。建设森林养老社区,采用养老公寓+医院/医务室模式,配备必要的急救药箱、血压仪和轮椅等医疗设备和物资;建设老年活动室,包括棋园茶舍、书屋报亭、书法绘画室、曲艺场馆等设施;建设"太极文化"等主题广场,包括文化雕塑、艺术长廊、健身场所、石桌躺椅等设施;建设森林养生场所,包括森林养生康复室、室外疗养平台、园艺作业场、茶叶采摘园、草药加工馆等场馆设施。

3. 森林康养标识标牌系统建设

建设康养标识标牌,包括步道标识解说和康养标识解说,前者包括方向指示牌、健步运动解说牌、步道服务设施牌、步道里程牌、步道外服务设施指示牌与警示牌等;后者包括森林康养导览牌、康养线路指示牌、森林养生解说牌、动植物解说牌、传统养生运动讲解牌、森林运动讲解牌、森林瑜伽讲解牌等。标识标牌包含解说对象、解说主题、解说正文、解说图片等内容,并配备二维码标识。

4. 医疗设施建设

建设满足森林康养医疗需求的医院或者医务室,应具备救护条件,对伤病人员采取临时性应急救护措施,同时为康养人群提供健康咨询服务。鼓励与当地卫生医疗部门积极协调配合,充分利用基地周边现有医疗资源。

三、森林康养产品开发和市场培育

(一)森林康养产品开发

森林康养要唱响"四季歌",注重业态、模式和产品创新,提供适宜不同季节的森林康养产品,开发全季节、全天候的森林康养活动。

1. 森林养生类产品

开发森林浴养生、森林中医理疗、传统运动(包括呼吸吐纳、导引、太极拳、五禽戏、八段锦等)养生、森林温泉养生、药食同源养生、五行音乐养生等养生服务类产品,配备中医、森林康养师等,制定中医森林养生方案,开展森林养生室外活动,对康养人群进行保健与调养。开发森林绿色食品、富硒产品(江津)、养生泉水(太极水)等实体产品。

2. 森林体验类产品

开发自然教育、森林课堂、动植物认知等认知类体验产品,开发种植、采摘、产品加工等生产体验产品,开发标本制作、自然手工、自然笔记、森林摄影等文化体验产品,开发自然游戏、观鸟、森林寻宝、探险等休闲体验产品。开发科普书籍、动植物艺术标本、森林绘画作品、森林摄影作品、三峡红叶展品、森林手工艺品等实体产品。

3. 森林运动类产品

开发丛林飞越、森林滑索、森林极限运动等极限挑战类森林运动产品,开发攀岩、拓展运动、丛林射击、滑雪等拓展类森林运动产品,开发徒步、登山、山地越野跑、山地自行车等休闲健身运动产品,开发高脚竞速、键球、摔跤等民俗类森林运动产品。开发滑草、骑马、小型足球、摔跤等草地运动产品,开发漂流、皮划艇、垂钓等湿地运动产品。

4. 森林避暑类产品

开发生态露营、森林瑜伽、森林冥想、森林浴、儿童森林游乐、森林会务、森林办公等森林避暑服务产品。

5. 森林养老类产品

开发森林养老生活服务、医疗护理服务、健康管理服务、健身、文化、娱乐等养老服务产品。

(二)森林康养市场培育

1. 森林康养市场主体建设

创新体制机制,调动各方力量,聚集优势资源,培育以重点企业为支撑、多种新型经营主体为补充的多元市场主体结构,推进森林康养发展。

引进理念先进、实力雄厚的企业、集团投资重庆市森林康养;培育并扶持具有发展潜力的本地企业[重点企业包括重庆市四面山旅游(集团)有限公司、重庆黄水旅游投资有限公司、重庆市渝中区自然介公益发展中心、重庆市恒河农业科技有限公司等],专业化、精品化、特色化地发展森林康养;积极推进森林公园、国有林场等单位加速转型升级,拓展业务范围,提高康养服务质量。培育一批从事森林康养服务的专业合作社、森林人家、林农,开展森林康养示范企业和示范森林人家等创建活动,全面推动森林康养市场体系不断发育壮大。

2. 森林康养市场开拓

加大森林康养宣传推介，开展各类森林康养活动、论坛、峰会、交流会，介绍森林康养的理念、政策和发展趋势，普及森林康养的内涵、作用和意义，形成精准化的市场宣传态势。定期开展全市十佳森林避暑基地、十佳森林养生基地、十大森林康养品牌、十佳森林氧吧等推介活动，扩大森林康养的影响。

大力推进森林康养特色品牌建设，坚持特色为本。以新技术、新业态、新模式、新载体、新平台为抓手，以养生、教育、避暑、运动等重大工程和品牌建设为重点，推动森林康养高质量发展，促进康养深度融合发展。

鼓励采用"互联网+"手段，建设森林康养产业电商平台，推进产业的信息化、智慧化程度。通过建立网站、微信公众号和相关链接，以及组织森林生态旅游展演进行形象宣传，促进网上交易的实施。通过赞助、捐赠等开展有关环境保护、生物多样性保护的活动，突出森林康养的绿色形象，实现绿色营销。努力动员民众参与森林康养体验，通过调查问卷等形式倾听民意，营造良好的舆论环境，提升全市森林康养知名度。

参 考 文 献

曹乐瑶，周涛，罗惠，等，2019.森林覆盖率在森林生长对气候干旱响应上的调节作用[J].北京师范大学学报(自然科学版)，55(2):240-247.

陈美惠，2002. 张仲景养生思想及养生方法研究[D]. 北京：北京中医药大学.

杜朝云，蒋春蓉，2016. 森林康养发展概况[J]. 四川林勘设计(2)：6-9.

杜丽君，2000. 森林自然疗养因子在疗养医学中的应用[J]. 中国疗养医学(4)：11-13.

葛伟，蔡琨，马晶晶，2015. 盐城市空气微生物调查与评价[J]. 环境监控与预警(2)：46-49.

郭教礼，杨世忠，宋剑锋，2013. 唐代大医孙思邈《千金方》的养生学贡献[J]. 光明中医，28(12)：2482-2484.

郭劲松，王凤霞，2012. 饮食养生，不忘养内——读《寿世保元》有感[J]. 求医问药(学术版)，10(1)：76.

贾正民，2016. 近自然森林经营理论指导下的森林培育浅析[J]. 山西林业科技，45(3)：61-62.

雷静品，李慧卿，江泽平，2007. 在我国实施近自然森林经营的分析[J]. 世界林业研究，20(5)：63-67.

李后强，廖祖君，2016. 生态康养看攀西 以"六度理论"为衡量指标打造同心圆圈层发展体系[J]. 当代县域经济(3)：24-29.

李济任，许东，2018. 森林康养旅游评价指标体系构建研究[J]. 林业经济，40(3)：28-34.

李玉宝，陈建伟，2016. 黑龙江省发展森林疗养探究[J]. 防护林科技(5)：119-121.

李云海，张雪荣，2005. 也谈《金匮要略》的养生思想[J]. 中医药学刊，23(12)：2257-2258.

刘朝望，王道阳，乔永强，2017. 森林康养基地建设探究[J]. 林业资源管理(2)：93-96，156.

卢素兰，2010. 森林养生保健旅游文献研究[J]. 林业经济问题，30(6)：531-534，539.

罗翔，孟祥江，唐成林，等，2018. 重庆森林康养资源开发利用的中医药关键技术研究探讨[J]. 科学咨询(科技•管理)(27)：81.

南海龙，王小平，陈峻崎，等，2015. 北京森林疗养工作展望[J]. 河北林业科技(5)：53-55.

钱骅，赵伯涛，夏劲，等，2010. 九种精油的抗菌活性及其防腐特性研究[J].中国调味品，35(4):69-72.

谭颖颖，2008. 中医养生理论体系的建构[J]. 山东中医药大学学报，32(1)：45-48.

田华林，张季，朱雁，等，2010. 芽苗切根移植对南酸枣苗木及造林当年生长的影响[J]. 中国林副特产(1)：27-28.

王永文，2016. 河北省围场县近自然森林经营调查与思考[J]. 林业经济，38(12)：66-68.

吴楚材，郑群明，2010. 森林医学 人类福祉[J]. 森林与人类(3)：11.

徐海兵，李晓储，万志洲，等，2008. 中山陵景区构建桂花异龄复层混交景观保健林研究[J]. 林业实用技术(1)：3-6.

叶春，李渊妮，姚莉，2014. 传统中医理论视角下的养生旅游资源分类与评价研究——以贵州养生旅游资源为例[J]. 海南师范大学学报(自然科学版)，27(4)：449-456.

叶欣，2010. 温泉疗养度假区植物配置研究[D]. 长沙：湖南农业大学.

叶晔，李智勇，2008. 森林休闲发展现状及趋势[J]. 世界林业研究(4)：11-15.

曾伟生，2009. 近自然森林经营是提高我国森林质量的可行途径[J]. 林业资源管理(2)：6-11.

张潮德，王铁民，曹启富，2018. 新编黄帝内经通释[M]. 北京：中国科学技术出版社.

张广海，王佳，2012. 中国医疗旅游资源及功能区划研究[J]. 资源科学，34(7)：1325-1332.

张红梅，2010. 森林养生：关爱人类生命的绿色产业[N]. 中国绿色时报，2010-08-10(A04).

张帅帅，崔耀平，傅声雷，等，2020.中国森林面积变化及其温室气体储量模拟研究[J].生态学报，40(4):1140-1149.

郑文俊，王金叶，李海铭，2009. 森林游憩区不同植被类型的空气负离子浓度水平的初步研究[J]. 福建林业科技，36(2)：98-100，114.

周彩贤，公宁宁，马红，等，2015. 国际大都市森林文化发展对北京的启示[J]. 绿化与生活(10)：10-16.

周亦波，2016. 森林康养旅游初探[J]. 旅游纵览(下半月)(10)：205-206.

Li Q，Morimoto K，Kobayashi M，et al.，2008. A forest bathing trip increases human natural killer activity and expression of anti-cancer proteins in female subjects[J]. J. Biol. Regul. Homeost. Agents，22(1):45-55.

Li Q，Morimoto K，Nakadai A，et al.，2007. Forest bathing enhances human natural killer activity and expression of anti-cancer proteins[J].International Journal of Immunopathology and Pharmacology，20(2 suppl):3-8.

Silva S L D，2007. Chemotherapeutic potential of the volatile oils from Zanthoxylum rhoifolium Lam leaves[J].Eur. J. Pharmaco.，l576:180-188.

附表 1-1　森林康养资源调查结果表（森林公园）

序号	区县	评价对象		空气负(氧)离子含量/(个/cm³)	PM₂.₅(24h平均)/(μg/m³)	PM₁₀(24h平均)/(μg/m³)	空气细菌含量/(CFU/m³)	基地及其毗邻区域森林面积/hm²	森林覆盖率/%	森林郁闭度	林分结构	近成熟林比例/%	生物多样性	海拔/m	夏季平均温度/℃	湿度/%	地表水环境质量等级	地下水环境质量等级	森林风景资源质量/分	合计/分
				空气质量					森林质量					气候资源质量			水环境质量		景观资源质量	
1	万州区	铁峰山国家森林公园	指标值	1215	39	97	—	9100	90	0.7	林分类型较多，结构较稳定	45	植物868种，哺乳动物57种，鸟类114种	550～1355	21	83	二类	二类	22	—
			评分	8	4	4	8	5	5	5		4	4		—	6	4	4	8	85
2	黔江区	黔江国家森林公园	指标值	1255	24	25	620	12800	82	0.6	亚热带常绿阔叶林、海拔900m以上有针叶林	45	维管植物605种，常见野生动物147种	400～1500	20	85	二类	二类	22	—
			评分	8	4	4	8	5	5	4		4	4		—	6	4	4	8	84
3	黔江区	仰头山森林公园	指标值	895	30	33	—	300	92	0.6	结构较稳定	40	动植物资源丰富	—	23	86	二类	二类	18	—
			评分	6	5	5	8	5	5	4		4	4		10	6	4	4	8	80
4	涪陵区	武陵国家森林公园	指标值	2060	21	46	530	1633	95.2	0.7	林分类型多样、结构较稳定	45	动植物2000余种、国家珍稀濒危保护植物15种	1340～1980	20	80	二类	二类	24	—
			评分	8	5	5	8	4	5	5		4	5		12	7	4	4	8	89
5	涪陵区	太极森林公园	指标值	670	49	96	—	93	97	0.7	亚热带针阔混交林	40	高等植物177种	428～688	27	78	二类	二类	19	—
			评分	6	5	4	6	2	5	5		4	4	9	—	7	4	4	6	75

续表

序号	区县	评价对象		空气质量				森林质量						气候资源质量			水环境质量		景观资源质量	合计/分
				空气负(氧)离子含量/(个/cm³)	PM₂.₅(24h平均)/(μg/m³)	PM₁₀(24h平均)/(μg/m³)	空气细菌含量/(CFU/m³)	基地及其毗邻区域森林面积/hm²	森林覆盖率/%	森林郁闭度	林分结构	近成熟林比例/%	生物多样性	海拔/m	夏季平均温度/℃	湿度/%	地表水环境质量等级	地下水环境质量等级	森林风景资源质量/分	
6	大渡口区	大渡口森林公园	指标值	480	69	96	—	767	75	0.4	香樟、青冈、马尾松、柳杉林	35	动植物资源相对丰富	—	28	80	三类	三类	20	—
			评分	5	4	4	6	3	5	3	4	3	4	—	6	7	4	4	8	70
7	江北区	铁山坪森林公园	指标值	624	48	115	660	1493	90	0.7	针叶林海壮阔，四季郁葱葱	40	维管植物360余种，野生动物50余种	500	26	80	三类	三类	24	—
			评分	6	4	4	8	3	5	5	5	4	4	5	6	7	4	4	8	82
8	江北区	鸿恩寺森林公园	指标值	664	71	92	—	73	80	0.5	人工打造的植物群落	30	观赏性乔木3万余株，主要有桂花、香樟、紫薇等	350	29	76	三类	三类	20	—
			评分	6	4	4	6	3	5	4	5	3	4	5	—	6	3	3	8	69
9	沙坪坝区	歌乐山国家森林公园	指标值	650	34	85	—	1400	92	0.7	林分类型稳定	50	维管束植物873种，野生动物100余种	480~678	—	79	三类	三类	23	—
			评分	6	5	4	6	3	5	5	5	5	4	6	—	7	3	3	8	81
10	九龙坡区	白塔坪森林公园	指标值	559	45	52	—	1028.5	80	0.4	马尾松、杉木、针阔叶混交林	40	动植物资源多样，主城区的绿色植物宝库	304~725	—	69	三类	三类	19	—
			评分	6	4	4	8	4	5	3	4	4	4	7	—	7	4	4	6	74

续表

序号	区县	评价对象		空气负(氧)离子含量/(个/cm³)	PM2.5(24h平均)/(μg/m³)	PM10(24h平均)/(μg/m³)	空气细菌含量/(CFU/m³)	基地及其毗邻区域森林面积/hm²	森林覆盖率/%	森林郁闭度	林分结构	近成熟林比例/%	生物多样性	海拔/m	夏季平均温度/℃	湿度/%	地表水环境质量等级	地下水环境质量等级	森林风景资源质量/分	合计/分
11	南岸区	南山国家森林公园	指标值	760	52	68	—	1177	92	0.5	结构稳定	40	植物1600多种，园林花卉占突出优势，鸟类较丰富	400	26	83	二类	二类	23	—
			评分	6	4	4	8	4	5	4	5	4	5	9		6	4	4	8	80
12	北碚区	观音峡森林公园	指标值	1240	58	65	—	1615	91	0.6	森林景观类型多样，季相多彩	45	野生脊椎动物236种	170~700	—	78	二类	二类	20	—
			评分	8	4	4	8	4	5	4	5	4	5	9		7	4	4	8	83
13	渝北区	玉峰山森林公园	指标值	1250	40	70	—	1000	80	0.5	原生植被为常绿阔叶林	40	植物种类326种，野生动物60种	270~848	—	79	二类	二类	22	—
			评分	8	4	4	8	4	5	4	5	4	5	9		7	4	4	8	83
14	渝北区	照母山森林公园	指标值	633	60	105	—	313	90	0.5	人工建设，林分结构较稳定	30	植物种类繁多，共记录野生鸟类160多种	460	28	76	二类	二类	21	—
			评分	6	4	4	6	3	5	4	4	3	4	6		7	4	4	8	72
15	巴南区	桥口坝国家森林公园	指标值	1355	38	55	—	7655	78	0.5	亚热带常绿阔叶林、暖性针叶林、竹林	30	动植物资源多样	200~1064	—	80	二类	二类	20	—
			评分	8	4	4	8	5	5	5	4	3	4	9		7	4	4	8	84

续表

序号	区县	评价对象		空气质量				基地及其毗邻区域森林面积/hm²	森林质量					气候资源质量			水环境质量		景观资源质量	合计/分
				空气负(氧)离子含量/(个/cm³)	PM2.5(24h平均)/(μg/m³)	PM10(24h平均)/(μg/m³)	空气细菌含量/(CFU/m³)		森林覆盖率/%	森林郁闭度	林分结构	近成熟林比例/%	生物多样性	海拔/m	夏季平均温度/℃	湿度/%	地表水环境质量等级	地下水环境质量等级	森林风景资源质量/分	
16	巴南区	东泉森林公园	指标值	1324	75	116	—	2133	60	0.5	常绿阔叶林、针阔混交林和竹林	40	动植物资源丰富	154~1132	28	83	二类	二类	20	—
			评分	8	4	4	8	5	4	4	5	4	4		7	6	4	4	8	79
17	长寿区	楠木院森林公园	指标值	727	54	74	—	800	87	0.6	马尾松、香樟、水杉和竹类	30	乔、灌、草等植物760种和90余种动物	400~800	25	75	二类	二类	20	—
			评分	6	4	4	8	3	5	4	4	3	4		9	7	4	4	8	77
18	江津区	大圆洞国家森林公园	指标值	1528	32	47	—	3459	95	0.7	柳杉、杉木、马尾松为主的针叶林	45	维管束植物千余种、野生动物150种	200~1260	21	84	一类	一类	18	—
			评分	8	5	5	8	5	5	5	3	4	5		12	6	5	5	6	87
19	合川区	九峰山森林公园	指标值	1385	33	75	—	1886	70	0.4	混交林	45	动植物资源丰富	300~700	—	78	二类	二类	20	—
			评分	8	5	4	8	4	4	3	5	4	4		8	7	4	4	8	80
20	永川区	茶山竹海国家森林公园	指标值	1528	45	94	—	9979	97	0.8	茶园、竹林、针叶林和阔叶林四种类型	40	常见鸟类39种、兽类16种、昆虫类258种	400~1025	24	78	二类	二类	25	—
			评分	8	4	4	8	5	5	5	4	4	4		9	7	4	4	8	83

续表

序号	区县	评价对象	指标值/评分	空气质量				森林质量						气候资源质量			水环境质量		景观资源质量	合计/分
				空气负(氧)离子含量/(个/cm³)	PM2.5(24h平均)/(μg/m³)	PM10(24h平均)/(μg/m³)	空气细菌含量/(CFU/m³)	基地及其毗邻区域森林面积/hm²	森林覆盖率/%	森林郁闭度	林分结构	近成熟林比例/%	生物多样性	海拔/m	夏季平均温度/℃	湿度/%	地表水环境质量等级	地下水环境质量等级	森林风景资源质量/分	
21	南川区	金佛山国家森林公园	指标值	1286	22	26	—	6081	95	0.7	针叶林、针阔混交林、阔叶森林、原始森林	40	同纬度喀斯特地区生物多样性最丰富的地区之一	340~2251	20	88	二类	二类	27	—
			评分	8	5	5	8	5	5	5	5	4	5	—	12	5	4	4	10	90
22		南川山王坪喀斯特国家生态公园	指标值	1050	30	64	—	1630	95.8	0.7	森林生态系统结构完整	30	由落叶阔叶林与常绿阔叶林、灌木林等组成的喀斯特	1200~1570	—	70	二类	二类	24	—
			评分	8	5	4	8	4	5	5	4	3	4	12	—	7	4	4	8	85
23	綦江区	古剑山森林公园	指标值	1580	64	79	—	1200	85	0.6	结构稳定	35	动植物资源丰富	750~1130	24	75	二类	二类	22	—
			评分	8	4	4	8	4	5	4	5	3	4	12	—	7	4	4	8	84
24	大足区	玉龙山国家森林公园	指标值	1270	32	58	—	3517	92	0.7	树竹混交或针阔混交林,竹类资源丰富	45	高等植物1053种,野生动物140种	500~1000	25	77	二类	二类	18	—
			评分	8	5	4	8	5	5	5	5	4	5	—	9	7	4	4	6	84
25	璧山区	青龙湖国家森林公园	指标值	746	51	58	—	5236	75	0.6	马尾松、杉木等针叶林和壳斗科阔叶林及针阔混交林竹林组成	40	森林植物900余种	300~855	26	76	二类	二类	20	—
			评分	6	4	4	8	5	5	4	5	4	4	—	8	7	4	4	8	80

续表

序号	区县	评价对象	指标值/评分	空气质量				基地及其毗邻区域森林面积/hm²	森林质量					气候资源质量			水环境质量		景观资源质量	合计/分
				空气负(氧)离子含量/(个/cm³)	PM₂.₅(24h平均)/(μg/m³)	PM₁₀(24h平均)/(μg/m³)	空气细菌含量/(CFU/m³)		森林覆盖率/%	森林郁闭度	林分结构	近成熟林比例/%	生物多样性	海拔/m	夏季平均温度/℃	湿度/%	地表水环境质量等级	地下水环境质量等级	森林风景资源质量/分	
26	铜梁区	毓青山国家森林公园	指标值	1460	33	72	—	2366	88	0.6	松杉针叶林及楠竹林	45	森林资源丰富,有珍贵的金丝楠木群、桫椤群和众多古树	298~886	—	72	二类	二类	20	—
			评分	8	5	4	8	5	5	4	4	4	4	9	—	7	4	4	6	81
27	荣昌区	岚峰森林公园	指标值	580	35	57	—	533	90	0.6	马尾松、杉树、楠木林	35	动植物资源丰富	460~600	—	75	二类	二类	20	—
			评分	6	4	4	8	3	5	4	4	4	4	9	—	7	4	4	8	78
28	梁平区	东山国家森林公园	指标值	586	32	40	—	3780	90	0.6	马尾松、杉柏木针叶林及针阔混交林	40	动植物资源丰富	454~1062	24	83	二类	二类	21	—
			评分	6	5	5	8	5	5	4	5	4	4	9	9	6	4	4	8	82
29	城口县	九重山国家森林公园	指标值	1540	22	37	—	10089	65	0.5	栎类、松类林及针阔混交林,生态系统完整	40	野生植物566种,野生动物248种	700~2470	—	79	二类	二类	21	—
			评分	8	5	5	8	5	4	4	5	4	4	12	—	7	4	4	8	87
30	丰都县	双桂山国家森林公园	指标值	950	32	68	—	102	70	0.5	结构较稳定	40	花木100多个品种	400	—	78	二类	二类	21	—
			评分	6	5	4	8	3	4	3	4	4	4	7	—	7	4	4	8	75
31		世坪森林公园	指标值	850	25	44	—	473.5	94.5	0.7	常绿阔叶林为主	40	植物1000余种	400~600	—	65	二类	二类	20	—
			评分	6	5	5	8	3	5	5	5	4	5	8	—	8	4	4	8	83

续表

序号	区县	评价对象		空气负(氧)离子含量/(个/cm³)	PM2.5(24h平均)/(μg/m³)	PM10(24h平均)/(μg/m³)	空气细菌含量/(CFU/m³)	基地及其毗邻区域森林面积/hm²	森林覆盖率/%	森林郁闭度	林分结构	近成熟林比例/%	生物多样性	海拔/m	夏季平均温度/℃	湿度/%	地表水环境质量等级	地下水环境质量等级	森林风景资源质量/分	合计/分
32	垫江县	宝鼎森林公园	指标值	1334	33	60	—	1290	96	0.7	马尾松、杉木及针阔混交林为主	30	动植物资源丰富	473~1063	—	85	二类	二类	20	—
			评分	8	5	4	8	4	5	5	4	3	4	—	—	6	4	4	20	82
33	武隆区	仙女山国家森林公园	指标值	1217	21	28	480	2340	85	0.6	杉木、柳杉等针叶林，竹林，落叶阔叶林及灌丛等	40	主要高等植物609种	1610~1927	19	84	二类	二类	27	—
			评分	8	5	5	8	5	5	4	4	4	4	—	12	6	4	4	10	89
34	忠县	天池山国家森林公园	指标值	755	49	57	—	953	85	0.6	马尾松纯林、亚热带常绿阔叶林、竹林	40	高等植物718种、野生动物170种	345~1127	25	76	二类	二类	21	—
			评分	6	4	4	8	3	5	4	4	4	4	—	9	7	4	4	8	78
35	开州区	雪宝山国家森林公园	指标值	970	16	44	—	9756	92	0.7	日本落叶松、桦木等针阔混交林，高山草甸等	45	维管植物1807种、野生脊椎动物337种	750~2626	19	79	二类	二类	20	—
			评分	8	5	5	8	5	5	5	4	4	5	—	12	7	4	4	8	89
36	开州区	龙头嘴森林公园	指标值	1557	28	34	—	252	92	0.7	马尾松、杉木、柏木及针阔混交林	35	动植物资源丰富	965~1552	21	82	二类	二类	17	—
			评分	8	5	5	8	3	5	5	4	3	4	—	12	6	4	4	8	84

续表

序号	区县	评价对象	指标值/评分	空气负(氧)离子含量/(个/cm³)	PM2.5(24h平均)/(μg/m³)	PM10(24h平均)/(μg/m³)	空气细菌含量/(CFU/m³)	基地及其毗邻区域森林面积/hm²	森林覆盖率/%	森林郁闭度	林分结构	近成熟林比例/%	生物多样性	海拔/m	夏季平均温度/℃	湿度/%	地表水环境质量等级	地下水环境质量等级	森林风景资源质量/分	合计/分
37	云阳县	七曜山森林公园	指标值	817	23	27	—	2335	90	0.6	马尾松、柳杉、杉木等针叶混交林	35	维管植物1509种，陆生脊椎动物292种	400~1700	22	84	二类	二类	26	—
			评分	6	5	5	8	5	5	4	4	3	5		12	6	4	4	10	86
38	云阳县	云阳县四十八槽森林公园	指标值	650	38	64	—	1257	94.5	0.6	马尾松、杉木、香樟等针阔混交林	30	植物1000多种，野生动物20多种	550~1106	—	78	二类	二类	19	—
			评分	6	4	4	8	4	5	4	4	3	5	11		7	4	4	6	79
39	奉节县	三岔河森林公园	指标值	767	27	34	—	11630	86	0.5	林分结构较稳定	30	动植物资源丰富	200~850	24	79	二类	二类	18	—
			评分	6	5	5	8	5	5	3	4	3	4		9	7	4	4	6	78
40	巫山县	小三峡国家森林公园	指标值	865	43	60	—	3000	80	0.5	马尾松、柏木、栎类、硬阔混交及灌木地等	40	动植物资源丰富	175~1000	—	80	二类	二类	26	—
			评分	6	4	4	8	5	5	4	5	4	4			7	4	4	10	84
41	巫山县	梨子坪森林公园	指标值	1250	33	55	—	1383	95	0.7	日本落叶松为主	45	维管植物183种，野生脊椎动物110余种	1400~2250	—	75	二类	二类	21	—
			评分	8	5	4	8	4	5	5	3	4	3	10		7	4	4	8	82

续表

序号	区县	评价对象		空气负氧离子含量/(个/cm³)	PM2.5(24h平均)/(μg/m³)	PM10(24h平均)/(μg/m³)	空气细菌含量/(CFU/m³)	基地及其毗邻区域森林面积/hm²	森林覆盖率/%	森林郁闭度	林分结构	近成熟林比例/%	生物多样性	海拔/m	夏季平均温度/℃	湿度/%	地表水环境质量等级	地下水环境质量等级	森林风景资源质量/分	合计/分
42	巫溪县	红池坝国家森林公园	指标值	1249	22	45	—	24200	85	0.6	云杉、冷杉等针叶混交林	35	树种400余种、优质牧草150种、中药材350余种、国家级保护动物210种	1600~2630	19	84	一类	一类	26	—
			评分	8	5	5	8	5	5	4	4	3	4	—	12	6	5	5	10	89
43	石柱县	黄水国家森林公园	指标值	931	22	48	340	4200	87.8	0.6	阔叶混交林和针叶林	45	三峡库区珍稀濒危野生动植物分布最多的地区之一	800~1934	19	82	一类	一类	24	—
			评分	6	5	5	10	5	5	4	4	4	4	—	12	6	5	5	8	88
44	酉阳县	酉阳桃花源国家森林公园	指标值	1530	26	52	—	2734	89.5	0.6	马尾松、杉木等	45	维管植物1025种、珍稀濒危植物9种、脊椎动物144种、国家重点保护野生动物14种	1150	—	77	二类	二类	27	—
			评分	8	5	4	8	5	5	4	4	4	5	—	—	7	4	4	10	87
45	酉阳县	酉阳巴尔盖国家森林公园	指标值	784	24	26	—	3644	81.5	0.5	马尾松、杉木及针阔混交林	40	维管植物728种、野生脊椎动物107种、国家重点保护野生动物11种	650	24	84	二类	二类	20	—
			评分	6	5	5	8	5	5	4	4	4	4	—	10	6	4	4	8	82

续表

序号	区县	评价对象	项目	空气负(氧)离子含量/(个/cm³)	PM2.5(24h平均)/(μg/m³)	PM10(24h平均)/(μg/m³)	空气细菌含量/(CFU/m³)	基地及其毗邻区域森林面积/hm²	森林覆盖率/%	森林郁闭度	林分结构	近成熟林比例/%	生物多样性	海拔/m	夏季平均温度/℃	湿度/%	地表水环境质量等级	地下水环境质量等级	森林风景资源质量/分	合计/分
46	彭水县	茂云山国家森林公园	指标值	956	27	34	—	3050	91	0.7	松木杉木林、亚热带常绿阔叶林	40	森林茂密,植被繁多	1400~1676	21	85	二类	二类	25	—
			评分	6	5	5	8	5	5	5	4	4	4	—	12	6	4	4	10	87
47	秀山县	凤凰山森林公园	指标值	750	30	55	—	397.93	95	0.7	枫香、柏香、青冈等针叶混交林	35	动植物资源丰富	530	—	77	二类	二类	20	—
			评分	6	5	4	8	3	5	5	4	3	4	9	—	7	4	4	8	79
48	万盛经开区	黑山国家森林公园	指标值	3180	20	40	520	2668	97	0.7	林分类型多,针叶、阔叶、针阔混交,竹林均有分布	40	植物1800余种"渝南生物基因库"	662~1973	—	86	二类	二类	26	—
			评分	10	5	5	8	5	5	5	4	4	5	12	—	5	4	4	10	91
49		九锅箐森林公园	指标值	1455	37	45	—	643	96	0.7	以暖性针叶树为主	40	维管束植物446种,野生动物200余种	620~1414	—	82	二类	二类	18	—
			评分	8	4	5	8	3	5	5	4	4	4	12	—	6	4	4	6	82

附表1-2　森林康养资源调查结果表（自然保护区）

序号	区县	评价对象	指标值/评分	空气质量				森林质量						气候资源质量			水环境质量		景观资源质量	合计/分
				空气负（氧）离子含量/(个/cm³)	PM₂.₅(24h平均)/(μg/m³)	PM₁₀(24h平均)/(μg/m³)	空气细菌含量/(CFU/m³)	基地及其毗邻区域森林面积/hm²	森林覆盖率/%	森林郁闭度	林分结构	近成熟林比例/%	生物多样性	海拔/m	夏季平均温度/℃	湿度/%	地表水环境质量等级	地下水环境质量等级	森林风景资源质量/分	
1	北碚区	缙云山国家级自然保护区	指标值	670	46	90	540	7600	96	0.8	亚热带常绿阔叶林、结构稳定	55	天然的物种基因库，植物1966种，动物1605种	350~950	26	79	二类	二类	23	—
			评分	6	4	4	8	5	5	5	5	5	5	9	—	7	4	4	8	84
2	城口县	大巴山国家级自然保护区	指标值	1115	17	18	440	115750	80	0.6	栎类、松类及针阔混交林	50	维管束植物3481种、陆生野生动物656种	754~2685	21	78	二类	二类	23	—
			评分	6	5	5	10	5	5	4	5	4	5	12	—	7	4	4	8	89
3	巫溪县	阴条岭国家级自然保护区	指标值	1450	20	44	—	6357	90	0.7	针叶纯林、常绿阔叶林和常绿落叶阔叶混交林	50	维管植物2807种、国家重点保护及珍稀濒危植物43种	450~2797	—	85	一类	一类	23	—
			评分	8	5	5	10	5	5	5	5	4	5	11	—	4	5	5	8	90
4	巫山县	五里坡国家级自然保护区	指标值	1435	22	36	430	35276.6	72	0.5	日本落叶松林类、硬阔及针阔混交、灌木林地	45	动植物资源很丰富	1450~2450	—	78	二类	二类	22	—
			评分	8	5	5	10	5	5	3	5	4	5	9	—	7	4	4	8	87

续表

序号	区县	评价对象		空气质量				森林质量						气候资源质量			水环境质量		景观资源质量	合计/分
				空气负(氧)离子含量/(个/cm³)	PM2.5(24h平均)/(μg/m³)	PM10(24h平均)/(μg/m³)	空气细菌含量/(CFU/m³)	基地及其毗邻区域森林面积/hm²	森林覆盖率/%	森林郁闭度	林分结构	近成熟林比例/%	生物多样性	海拔/m	夏季平均温度/℃	湿度/%	地表水环境质量等级	地下水环境质量等级	森林风景资源质量/分	
5	南川区	金佛山国家级自然保护区	评分	评分参考附表1-1																90
6	开州区	雪宝山国家级自然保护区	评分	评分参考附表1-1																89
7	江津区	四面山市级自然保护区	指标值	1681	35	37	430	22433	96	0.7	亚热带常绿阔叶林为主	45	植物2000种以上,脊椎动物260种	560~1700	20	90	一类	一类	26	—
			评分	8	4	5	10	5	5	5	4	4	5			4	5	5	10	91
8	武隆区	白马山市级自然保护区	指标值	2030	20	38	—	7200	86	0.6	杉木、柳杉、常绿阔叶林	45	植物1520种,野生动物288余种	1000~1950	—	80	二类	二类	22	—
			评分	8	5	5	8	5	5	4	4	4	5			7	4	4	8	87
9	渝北区	华蓥山市级自然保护区	指标值	758	41	57	—	4400	92	0.6	马尾松针叶林、混交香樟、枫香等	40	动植物资源丰富	718~1056	23	86	二类	二类	20	—

续表

序号	区县	评价对象		空气质量				森林质量						气候资源质量			水环境质量		景观资源质量	合计/分
				空气负(氧)离子含量/(个/cm³)	PM2.5(24h平均)/(μg/m³)	PM10(24h平均)/(μg/m³)	空气细菌含量/(CFU/m³)	基地及其毗邻区域森林面积/hm²	森林覆盖率/%	森林郁闭度	林分结构	近成熟林比例/%	生物多样性	海拔/m	夏季平均温度/℃	湿度/%	地表水环境质量等级	地下水环境质量等级	森林风景资源质量/分	
10	綦江区	老瀛山市级自然保护区	指标值	1367	36	41	—	3414	82	0.5	马尾松、杉、柏木及常绿阔叶林	35	动植物资源丰富	468~1357	22	77	二类	二类	18	—
			评分	8	4	5	8	5	5	4	4	3	4		12	7	4	4	6	83
11	丰都县	南天湖市级自然保护区	指标值	982	21	23	—	16750	89	0.6	常绿阔叶林和竹海	50	维管植物1790种、陆生脊椎动物274种	1400	22	85	二类	二类	23	—
			评分	6	5	5	8	5	5	4	4	5	4	12		6	4	4	8	86
12	黔江区	武陵山市级自然保护区	指标值	585	54	60	—	7011	94	0.6	马尾松、杉木、柏木为主	40	植物1658种	—	26	84	二类	二类	20	—
			评分	6	4	4	8	5	5	5	4	4	5		7	6	4	4	8	79

附表 1-3　森林康养资源调查结果表（湿地公园）

序号	区县	评价对象		空气质量				基地及其毗邻区域森林面积/hm²	森林覆盖率/%	森林质量				气候资源质量			水环境质量		景观资源质量	合计/分
				空气负(氧)离子含量/(个/cm³)	PM2.5(24h平均)/(μg/m³)	PM10(24h平均)/(μg/m³)	空气细菌含量/(CFU/m³)			森林郁闭度	林分结构	近成熟林比例/%	生物多样性	海拔/m	夏季平均温度/℃	湿度/%	地表水环境质量等级	地下水环境质量等级	森林风景资源质量/分	
1	九龙坡区	彩云湖国家湿地公园	指标值	540	50	78	—	106.7	72	0.4	构树、柔树及水杉	20	生物多样性相对丰富	—	28	82	三类	三类	23	—
			评分	6	4	4	6	3	5	3	4	3	4	—	6	6	3	3	8	68
2	开州区	汉丰湖国家湿地公园	指标值	1360	32	70	—	1500	75	0.4	森林结构稳定	40	维管植物608种、脊椎动物227种	170	—	82	三类	三类	20	—
			评分	8	5	4	8	4	5	3	4	4	4	7	—	6	3	3	8	76
3	忠县	皇华岛国家湿地公园	指标值	1330	45	72	—	1141	80	0.5	森林或灌丛生态系统，生态类型丰富	40	高等植物932种、脊椎动物329种	145~220	—	85	三类	三类	20	—
			评分	8	4	4	8	4	5	3	4	4	4	7	—	6	3	3	8	75
4	城口县	巴山湖国家湿地公园	指标值	1490	24	62	—	1116	63	0.4	林分结构较稳定	45	动植物资源较丰富	650~700	24	79	三类	三类	21	—
			评分	8	5	4	8	5	4	3	3	4	4	8	9	7	4	4	8	81
5	巫山县	大昌湖国家湿地公园	指标值	1206	37	70	—	1020	62	0.4	马尾松、柏木、栎类、硬阔类等	30	野生动植物资源丰富	145~750	—	83	三类	三类	20	—
			评分	8	4	4	8	5	4	3	3	3	3	8	—	7	4	4	8	76
6	璧山区	秀湖国家湿地公园	指标值	1376	54	110	—	100	55	0.3	林分结构较稳定	40	野生动植物资源丰富	—	27	82	三类	三类	22	—
			评分	8	4	4	8	3	4	3	4	4	4	—	6	6	4	4	8	74

续表

序号	区县	评价对象	指标值/评分	空气负(氧)离子含量/(个/cm³)	PM₂.₅(24h平均)/(μg/m³)	PM₁₀(24h平均)/(μg/m³)	空气细菌含量/(CFU/m³)	基地及其毗邻区域森林面积/hm²	森林覆盖率/%	森林郁闭度	林分结构	近成熟林比例/%	生物多样性	海拔/m	夏季平均温度/℃	湿度/%	地表水环境质量等级	地下水环境质量等级	森林景观资源质量评分	合计/分
7	石柱县	藤子沟国家湿地公园	指标值	1450	28	44	—	799	55	0.3	林分结构较稳定	30	野生动植物资源丰富	—	26	82	二类	二类	20	—
			评分	8	5	5	8	3	4	3	4	3	4	—	7	6	4	4	8	76
8	黔江区	阿蓬江国家湿地公园	指标值	976	34	60	—	2785	57.5	0.3	马尾松、杉木、柏木为主	30	维管植物240种、湿地脊椎动物137种	500~1500	—	81	二类	二类	23	—
			评分	6	5	4	8	5	4	3	4	3	4	—	—	6	4	4	8	78
9	秀山县	秀山大溪河湿地公园	指标值	1495	33	53	—	1277	57.3	0.4	马尾松、栎类	40	维管植物1123种、脊椎动物222种	600	—	85	二类	二类	23	—
			评分	8	5	5	8	4	3	4	4	4	5	—	—	6	4	4	8	81
10	酉阳县	酉水河国家湿地公园	指标值	1050	28	44	—	2891	80	0.4	马尾松、杉木等	30	植物225种、脊椎动物49种	290	27	85	三类	三类	22	—
			评分	6	5	5	8	5	5	3	3	3	3	—	6	6	3	3	8	72
11	大足区	龙水湖市级湿地公园	指标值	730	45	68	—	3517	80	0.4	林分类型较少	20	动植物资源相对丰富	374	—	85	三类	三类	21	—
			评分	6	4	4	8	5	5	3	3	2	3	—	6	6	4	3	8	70

附表1-4

森林康养资源调查结果表（其他类）

序号	区县	评价对象		空气质量				基地及其毗邻区域森林面积/hm²	森林质量					气候资源质量			水环境质量		景观资源质量	合计/分
				空气负离子（氧）含量/(个/cm³)	PM2.5(24h平均)/(μg/m³)	PM10(24h平均)/(μg/m³)	空气细菌含量/(CFU/m³)		森林覆盖率/%	森林郁闭度	林分结构	近成熟林比例/%	生物多样性	海拔/m	夏季平均温度/℃	湿度/%	地表水环境质量等级	地下水环境质量等级	森林风景资源质量/分	
1	武隆区	武隆区火炉镇万峰村	指标值	1484	38	45	—	938	66	0.6	马尾松、杉木、楠木、枫香、栎类林等	40	动植物资源丰富	760~1100	—	85	二类	二类	20	—
			评分	8	4	5	8	3	4	4	5	4	4	11	—	6	4	4	8	82
2	秀山县	秀山县钟灵镇凯堡村	指标值	1525	28	47	—	821	70	0.6	马尾松、杉木、栎类林等	40	动植物资源丰富	800	—	75	二类	二类	21	—
			评分	8	5	5	8	3	4	4	5	4	4	12	—	7	4	4	8	84
3	巴南区	丰盛彩色森林	指标值	540	60	105	—	200	60	0.4	彩叶树种混交林，林分结构稳定	30	植物资源相对丰富	650~720	—	75	二类	二类	21	—
			评分	6	4	4	8	3	4	3	4	3	4	9	—	7	4	4	8	75
4	梁平区	百里竹海	指标值	1350	25	47	—	11900	85	0.6	成片竹林14万亩，林分类型较少	35	森林植被较丰富，维管植物492种	460~1183	—	75	二类	二类	26	—
			评分	8	5	5	8	5	5	4	4	3	4	9	—	7	4	4	10	85

附件二　重庆市森林康养基地创建导则(试行)

1. 范围

本导则规定了重庆市森林康养基地的申报基本条件、森林康养服务要求、申报与评选、监督管理等方面的内容和技术要求。

本导则适用于重庆市森林康养基地的申报、评选、监督管理等。

2. 规范性引用文件

下列文件中的条款通过本导则的引用而成为本导则的条款。凡是注日期的引用文件，仅所注日期的版本适用于本文件。

GB/T 18005—1999 中国森林公园风景资源质量等级评定

GB 3838—2002 地表水环境质量标准

GB 18918—2002 城镇污水处理厂污染物排放标准

GB 5749—2006 生活饮用水卫生标准

GB 3095—2012 环境空气质量标准

GB/T 29353—2012 养老机构基本规范

GB/T 35796—2017 养老机构服务质量基本规范

LY/T 2586—2016 空气负(氧)离子浓度观测技术规范

LY/T 2790—2017 国家森林步道建设规范

LY/T 2934—2018 森林康养基地质量评定

LY/T 2935—2018 森林康养基地总体规划导则

JTG B01—2014 公路工程技术标准

DZ/T 0286—2015 地质灾害危险性评估规范

LB/T 051—2016 国家康养旅游示范基地

ZGYS/T 001—2010 中国药膳制作及从业资质基本要求

T/CCPEF 056—2019 生态康养基地评定标准

T/CSF 010—2019 森林类自然教育基地建设导则

T/CSF 011—2019 自然教育标识设置规范

T/LYCY 012—2020 国家级森林康养基地标准

3. 术语和定义

下列术语和定义适用于本导则。

3.1　森林康养 forest based health and wellness

森林康养是以森林生态环境为基础，以促进大众健康为目的，利用森林生态资源、景观资源、食药资源和文化资源，并与医学、养生学、科学普及有机融合，开展生态养生、康复疗养、自然教育、运动健身、健康养老等服务活动。

3.2　森林康养基地 forest based health and wellness base

具备优质森林、湿地资源和生态环境，结合地方特色康养资源，开展养生、康复、疗养、认知、体验、健身、养老、自然教育、科学普及等活动，能够促进人们身心健康的环境空间场地、配套设施和相应服务体系的康养综合体。

3.3　森林康养步道 forest health and wellness trails

以森林资源为主要依托，以徒步为主，也可利用其他非机动方式(骑行等)通行的森林道路。

3.4　森林康养设施 forest health and wellness facilities

开展养生、康复、疗养、认知、体验、健身、养老、自然教育等森林康养活动的场所或设施。

3.5　森林康养服务 forest health and wellness service

为实现特定的康养目标而提供的森林康养活动、课程以及产品等服务。

4. 基本条件

4.1　资源条件

4.1.1　基地面积

基地面积原则上不小于 30 hm^2，且权属清晰无争议，无违法违规占用林地等现象。

4.1.2　森林覆盖率

基地内森林覆盖率一般不低于 60%，或基地毗邻森林覆盖率不低于 70%。

4.1.3　森林质量

基地内森林林分类型多样、结构稳定，生物多样性丰富，无外来林业有害生物和明显的森林病虫害。

4.1.4　景观条件

基地开花、观果、彩叶植物和药用植物等资源丰富，森林季相变化明显，景观资源多样。

4.1.5　主体功能区海拔

基地主体功能区海拔宜为 800～1500m。

4.2　环境条件

4.2.1　空气质量

空气负(氧)离子浓度应达到《空气负(氧)离子浓度观测技术规范》(LY/T 2586—2016)的 II 级或以上标准；PM$_{2.5}$、PM$_{10}$浓度应达到《环境空气质量标准》(GB 3095—2012)的二级标准或以上。

4.2.2　水环境质量

饮用水应符合《生活饮用水卫生标准》(GB 5749—2006)的要求，地表水质量达到《地表水环境质量标准》(GB 3838—2002)的 III 类标准或以上；并建有生活污水集中处理设施，生活污水集中处理率≥80%，按照《城镇污水处理厂污染物排放标准》(GB 18918—2002)的规定排放。

4.2.3　地质环境

基地符合《地质灾害危险性评估规范》(DZ/T 0286—2015)要求，确保地质环境安全，无滑坡、崩塌、泥石流、洪涝灾害等安全隐患。

4.2.4　生活垃圾处理

按规定实行垃圾分类收集处理，生活垃圾无害化处理率≥85%。

4.2.5　污染源

基地外延 5km 范围内无明显的大气污染、水体污染、土壤污染、农药污染、辐射污染等污染源。

4.3　交通条件

基地具有良好的交通条件，连接基地的外部道路等级应达到《公路工程技术标准》(JTG B01—2014)的三级标准或以上，符合安全行车基本要求。

4.4　规划和设施设备

4.4.1　基地规划

有森林康养基地建设规划且功能分区合理，应符合《森林康养基地总体规划导则》(LY/T 2935—2018)的相关规定。设立在各类自然保护地内的康养基地，其位置、功能分区、建设内容和森林康养活动等应符合自然保护地管控相应要求。

4.4.2　康养步道

基地内康养步道原则上不少于 3km，步道建设参照《国家森林步道建设规范》(LY/T 2790—2017)，主要步道宽度不得低于 1m。

4.4.3　康养设施

康养设施种类多样，布局合理，能满足不同康养人群相关需求，详见"森林康养服务"部分。康复疗养、健康养老等特色设施设备还应具备相关管理部门或机构审批认可的资质。

4.4.4　康养标识标牌智慧服务系统

康养标识标牌系统完善，布局合理，能满足不同康养人群相关需求。康养标识标牌系统包括综合信息导览牌、自然教育标识牌、步道标识牌、森林运动解说牌、特色功能简介牌等，包含解说主题、正文、配图及二维码标识等内容；其中自然教育标识牌设置应符合《自然教育标识设置规范》(T/CSF 011—2019)的要求。智慧服务系统稳定，有手机 App 下载客户端服务或实时查询的公共信息网站或微信公众号，并提供二维码扫码服务。

4.4.5　配套设施设备

供电、给排水、通信、接待等基础设施完善，同时配有消防(含森林消防、防火预警)、野外防护、森林病虫害防治等设施设备。

4.5　管理服务

4.5.1　管理机构

依法登记，机构健全，合法运营，信用良好。

4.5.2　服务人员

管理服务人员宜不低于10人，其中康养服务相关人员不低于5人。

4.5.3　应急救援

应具备应急救援条件，具有森林火灾、食品安全和人身安全等突发事件应急处理预案，有常备救急医疗药物并与就近医疗机构达成应急服务协议。

5. 森林康养服务

康养基地应至少提供一种森林康养服务，满足康养服务的设施设备，并配备具有相应资格的专业服务人员，服务内容及质量符合相关标准或技术规范的要求。

5.1　森林生态养生服务

以普通大众群体为主要服务对象，应配置如森林浴场、露营基地、森林步道等为生态养生服务的场所及设施设备，团队应具有生态养生专业知识及服务能力，提供符合相关要求的生态养生活动、中医调理养生、森林健康食品等服务。

5.2　森林康复疗养服务

以慢性病或亚健康群体为主要服务对象，应配置如森林康复中心、康养医院、森林疗养场所、森林浴场、中医疗养馆、森林药膳馆等为康复疗养服务的场所及设施设备。团队应具有康复、疗养等相应资格和服务能力，提供符合相关要求的康复疗养计划、康复疗养活动、药膳食疗、疾病预防等服务。

5.3　森林自然教育服务

以学生群体为主要服务对象，应配置如森林博物馆、标本馆、自然观察径、植物园、昆虫园、园艺作业场等为自然教育服务的活动场所及设施设备。团队具有自然教育的专业知识及服务能力，提供符合《森林类自然教育基地建设导则》(T/CSF 010—2019)等相关要求的自然教育课程及实践、标本展示、动植物认知、森林生态文化体验等服务。

5.4　森林运动健身服务

以运动爱好者群体为主要服务对象，应配置如森林徒步、森林瑜伽、森林太极、骑行、攀岩、极限运动场等为运动健身服务的场所及设施设备。团队具有相应运动健身指导和服务能力，提供符合相关要求的徒步、瑜伽、攀岩等运动健身活动及运动健康指导等服务。

5.5　森林健康养老服务

以具有生活自理能力的老年人群体为主要服务对象，应具备综合功能的养老服务机构，提供符合《养老机构基本规范》(GB/T 29353—2012)、《养老机构服务质量基本规范》(GB/T 35796—2017)等相关要求的生活照料、膳食、康复、护理、医疗保健、健康监测等健康养老服务。

6 申报与评选

6.1 组织

市林业局会同市卫生健康委、市民政局等主管部门组织开展重庆市森林康养基地创建，市林学会具体负责基地申报、评选与监测评价等具体工作，原则上每年集中开展一次。

6.2 申报

从事森林康养的企事业单位、专业合作组织等经营主体，符合上述相关条件的，可自愿向区县林业主管部门申报重庆市森林康养基地。

6.3 推荐

区县林业主管部门对申报材料进行审查，会同区县民政、卫生健康主管部门提出审核推荐意见，将符合条件的基地申报材料报送市林学会。

6.4 评选

市林学会组织林业、卫生健康、中医药、养老等方面专家，按照本导则要求对推荐的森林康养基地进行评审。市林业局、市卫生健康委、市民政局三部门根据专家评审意见，提出重庆市森林康养基地建议名单，并在官方网站公示 5 个工作日。公示无异议后，市林业局、市卫生健康委、市民政局三部门联合发文予以公布，授"重庆市森林康养基地"牌。

7. 监督管理

对市级森林康养基地实行动态管理，定期开展监测与评价，建立淘汰机制。林业、卫生健康、民政等主管部门按职责对基地加强管理。

7.1 监测评价

建立森林康养基地运行监测评价制度，每 2 年开展一次运行监测评价。评价合格的森林康养基地优先推荐申报国家级森林康养基地。

7.2 淘汰机制

康养基地经营主体应依据本导则和相关规范，做好基地建设与运营管理工作，对运营期间，不符合相关规定的，责令其限期整改；对整改不合格或经营期间出现重大负面影响、转产经营其他项目、因规划调整被拆迁、发生重大生态环境破坏、重大生产安全事件等情形的森林康养基地，经研究后将其从重庆市森林康养基地名录中剔除。

后　记

　　由于我国森林资源丰富、康养需求巨大，未来森林康养产业有着巨大的发展潜力，越来越多的人群将走进森林，通过旅游度假、休闲娱乐、教育体验、养生保健等方式实现康养目标。森林康养产业作为一种新的业态、一个朝阳产业，是"绿水青山就是金山银山"的具体践行方式之一，也是生态价值实现的主要路径之一，其对于推动高质量发展、创造高品质生活有着重要意义。

　　相比欧美等发达地区和国家，我国森林康养产业发展相对滞后，重庆森林康养产业也处于起步阶段。因此，国家层面应通过顶层设计，通过制定相关政策扶持森林康养产业这一新兴产业的发展；同时也应鼓励采取抵押、贷款、融资等形式吸引更多的社会资本投入森林康养产业中，开展人才培养、基础设施建设、康养产品研发、康养品牌宣传、康养项目开发等。在森林康养产业规划时注重科学性，考虑康养人群的差异性，注重人性化设计与康养环境的生态化建设，体现"以人为本"的理念。

　　目前，森林康养相关研究还以定性分析为主，定量研究有待进一步深入，今后可以从森林康养资源评价、康养环境指标设计等方面进行量化分析。已有的森林康养实证研究主要包括森林浴辅助治疗相关疾病、改善睡眠、改善精神状态、提升记忆力及认知能力等方面，研究内容及深度与国外相差甚远，亟待加强森林康养活动对人体心理、生理的有效影响研究，以及在不同林分不同树种对不同康养人群影响的差异性、康养人群最佳康养时间的差异性等方面的实证研究，为森林康养产业发展提供科技支撑。

　　当前我们处于"互联网+"时代，近年来产生的新概念"智慧景区"也表明传统的康养旅游模式已进入新的发展阶段，康养产业需要与"互联网+"结合。森林康养基地经营主体可以通过打造专业的森林康养服务网站、开发森林康养 App、建设森林康养电商平台、免费向康养人群普及网上服务操作技能等方式，形成新型"互联网+森林康养"模式。

彩 图 版

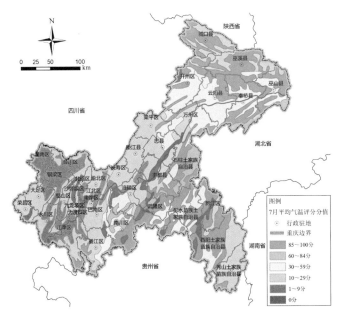

图 5-1　重庆市 7 月平均气温评分分值图

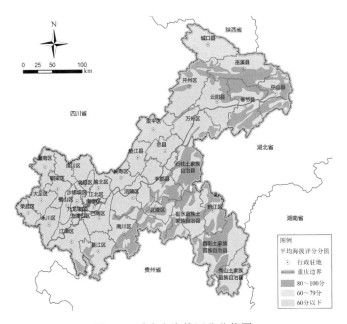

图 5-2　重庆市海拔评分分值图

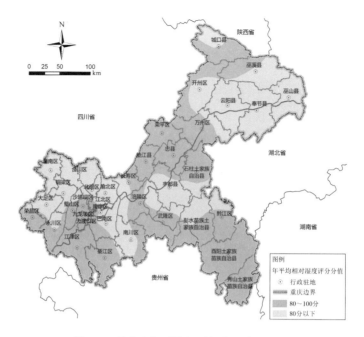

图 5-3　重庆市年平均相对湿度评分分值图

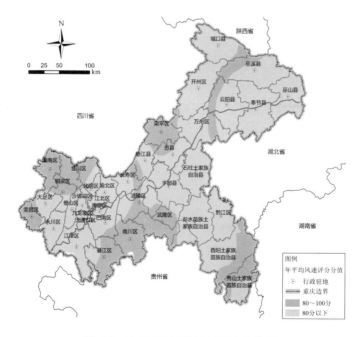

图 5-4　重庆市年平均风速评分分值图

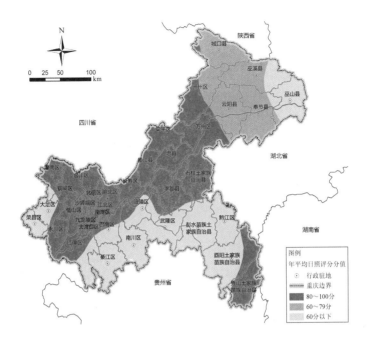

图 5-5　重庆市年平均日照评分分值图

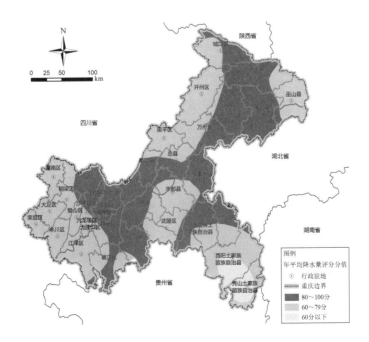

图 5-6　重庆市年平均降水量评分分值图

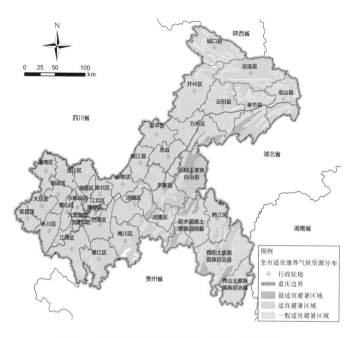

图 5-7　重庆市气候资源适宜康养的区域分布图

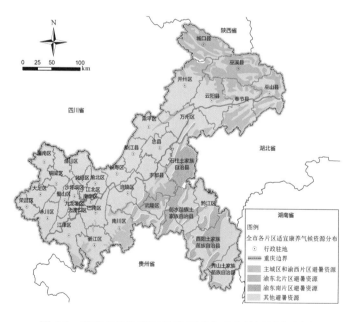

图 5-8　重庆市各片区气候资源适宜康养的区域分布图

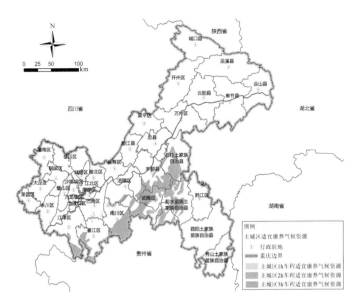

图 5-9　重庆市主城区 3h 车程内适宜康养气候资源分布图

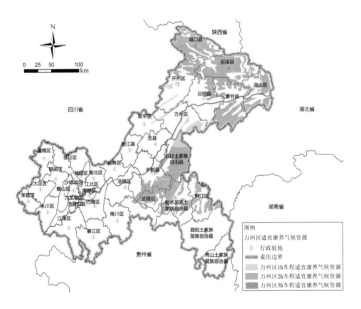

图 5-10　重庆市万州区 3h 车程内适宜康养气候资源分布图

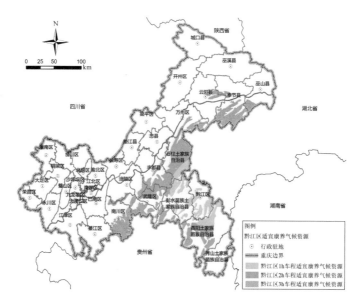

图 5-11　重庆市黔江区 3h 车程内适宜康养气候资源分布图

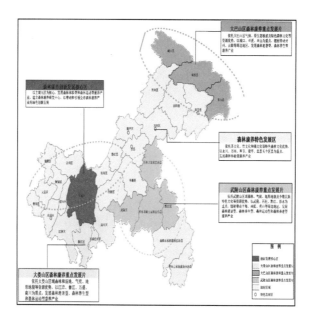

图 8-1　重庆市森林康养产业发展规划(2018-2025 年)总体布局图